健康时报
人民日报社主办
健康中国

大医生说：别让这些常见病害了你

《健康时报》编辑部　主编

江苏凤凰科学技术出版社

图书在版编目（CIP）数据

大医生说. 别让这些常见病害了你 / 《健康时报》编辑部主编. -- 南京：江苏凤凰科学技术出版社，2015.11（2017.4 重印）
（含章·健康中国系列）
ISBN 978-7-5537-5224-2

Ⅰ.①大… Ⅱ.①健… Ⅲ.①老年病－常见病－防治 Ⅳ.①R②R592

中国版本图书馆CIP数据核字(2015)第186941号

大医生说：别让这些常见病害了你

主　　编	《健康时报》编辑部
责任编辑	樊　明　　葛　昀
责任监制	曹叶平　　方　晨
出版发行	凤凰出版传媒股份有限公司 江苏凤凰科学技术出版社
出版社地址	南京市湖南路 1 号 A 楼，邮编：210009
出版社网址	http://www.pspress.cn
经　　销	凤凰出版传媒股份有限公司
印　　刷	北京文昌阁彩色印刷有限责任公司
开　　本	718mm × 1000mm　1/16
印　　张	18
字　　数	300 000
版　　次	2015年11月第1版
印　　次	2017年4月第4次印刷
标准书号	ISBN 978-7-5537-5224-2
定　　价	32.80元

序

有健康相伴，才能走得更远！

从祈福到感悟再到守望，从观察到发现再到思考。我们试图用最质朴的探究，用最平实的语言，编写带着我们体温的书刊。

时光流转，一次次时光轮回的自省，一点点尝试求证中的自悟，我们在一年年风雨兼程中犹如雨后春笋般地成长。

盘点与回望，是为了更快、更好地成长，也是为了使前行的步履更矫健！

一年一度的“健康中国”年度盘点，旨在为我国医药卫生健康产业助力，并基于媒体立场、社会责任、健康促进等原则，全面梳理医药卫生领域、健康领域和公益领域的大事、要事、精彩事；也是为了见证和感悟“健康中国”。专家们的文稿、讲座、访谈，无不是他们成果和心血的见证，都值得我们重温和学习。

因此，我们满怀感动和敬畏，从历年的报纸中精选出优质文章，从庞大的专家库中优中选优。本套丛书由此诞生。

本套丛书有两大的特点，一是专家阵容非常强大——有上百位专家，且大多数是像洪昭光、向红丁、胡大一、马冠生等一线的健康专家；二是内容覆盖广，实用性强。

从日常饮食到运动健身，从中医保健到心理健康，从婴儿的喂养到老年人的看护……我们始终坚持“以品质聚揽读者，用服务创造价值”的理念，秉持“锐”的视角，保持“柔”的状态，始终探寻与您最合拍的内容。这是一套不可多得的养生丛书，是老百姓居家养生必读的健康读物。

需要提醒的是，本套丛书中有部分文章、访谈等源自历年的《健康时报》，编辑部在收集整理文稿的过程中，进行了一些小小的修改和调整，与《健康时报》上的文章略有差异。书中不妥之处还望各位读者不吝指正，以便在再版时一并改正。

我们满怀喜悦和感动，以守望的责任，领跑的姿态，与所有期盼健康的人携手同行，传递生机蓬勃的能量！与这个美丽的时代一道：领跑健康中国！

《健康时报》编辑部

目录 Contents

第三章 痔疮：十人九痔，越常见越要常防治

第四章
糖尿病：并非是一种时尚

第六章
高脂血症：少油、高纤、多运动

第七章 心脑血管疾病：血管疏通百病祛

第八章
中风：预防，急救，康复

第九章
阿尔茨海默病：人老也要多用脑

第十章
哮喘：防发作先防过敏源

第十一章
慢阻肺：雾霾来袭更要加强护肺

第十二章
帕金森病：知识分子尤其要注意

第十三章
癌症：别被体内坏细胞吓破了胆

第一章 颈椎病：从改善生活细节着手

颈椎病是指颈椎间盘退行性变，及其继发性椎间关节退行性变所致脊髓、神经、血管损害而表现的相应症状和体征。主要由于颈椎长期劳损、骨质增生，或椎间盘脱出、韧带增厚，致使颈椎脊髓、神经根或椎动脉受压，出现一系列功能障碍的临床综合征。

专家支招，揪出颈椎病的“马脚”

／陈书连 河南省人民医院骨科主任医师
／田峻 武汉大学中南医院康复科副主任
／朱鼎成 上海华东医院闵行分院推拿科主任医师
／刘德昭 中山大学附属第三医院麻醉科主治医师，医学博士

很多人都曾感到颈部、肩部疼痛，不免担心自己是否得了颈椎病。颈椎病常突然发病，起病迅速，使人很痛苦。可我们怎么才知道自己是否真的得了颈椎病呢？其实，颈椎病出现前，有很多迹象可循。如能根据这些征兆，及早防治，就能减少很多痛苦。

前兆 1：颈部疼痛或不适

当出现后颈痛，用手向上牵引头颅时疼痛减轻，向下加压时加重，多为颈型颈椎病；颈痛时伴有上肢放射性疼痛或麻木，多为神经根型颈椎病；颈痛同时伴有四肢无力及疼痛，多为脊髓型颈椎病。如果只是单纯的颈部不舒服，上肢麻木，手指有放射性疼痛，身上有被布带缠绕一样的感觉，也可能患了颈椎病，需进一步明确诊断。

前兆 2：久治不愈的头痛、头晕、眼花、心慌、恶心

很多人头痛头晕，感觉喝多了酒似的，也有人说头上有个紧箍咒，同时，心慌、恶心。出现这种情况，患者首先应想到去神经科、心脑血管科检查，若均无异常发现，应考虑交感神经型颈椎病，建议您查查颈椎。如有颈椎长期劳损、骨质增生的话，会使颈椎脊髓、神经、血管受到压迫和刺激，从而产生头晕、头痛。经过保守治疗或手术治疗可好转。此外，闭眼睛时，左右旋转头颈出现偏头痛或眩晕者，多为椎动脉型颈椎病。

前兆 3：头面部歪向一侧

一般来说，人以脊柱为中轴，左右两边是对称的，头面部也应如此。颈椎出现问题时，颈椎内外平衡失调，关节失稳，在重力影响下，头很容易偏向一侧，而胸椎及肩背会向另一侧倾斜，使颈椎呈“S”形。时间长了，头面两侧的肌肉、关节等也会因血管收缩与舒张的不同，营养供应有别，使面部也失去对称性。

前兆 4：无起因的反复落枕

很多人认为落枕不碍事，慢慢就会好转，但如出现反复落枕，则可能是早期颈椎病的一种表现。出现落枕，主要由于颈椎周围韧带松弛，不能维护颈椎关节稳定了，长期下去，就容易发展成颈椎病。

前兆 5：不明原因的血压不稳

颈椎病会引起交感神经功能紊乱，使很多人出现不明原因的血压增高或降低。尤其以血压增高者多见，称颈性高血压，这与骨质增生刺激交感神经有关。此时患者单纯使用降压药没有任何效果，治疗颈椎病后血压会自然降下。出现血压不稳，又查不出原因，服了降压药血压仍控制不好，可考虑是否为颈椎的问题，一定要去拍颈部 X 光片。

前兆 6：颈背疼痛僵硬、怕冷畏风

有些人颈部或后背特别怕冷，常感到发紧，甚至有牵扯僵硬感，低头时突然有“过电”一般的感觉，这也可能是颈椎的问题。颈背部是督脉和膀胱经循行的部位，而这里也是人体阳气最为集中的地方，一般不会怕冷发僵，所以一旦出现这种情况，说明督脉或膀胱经的气血有明显瘀堵阻塞，就要提防了。

前兆 7：吞咽不畅

治疗颈椎病，不能仅仅盯住颈椎不适，要注意颈椎病的其他“马脚”，如吞咽不畅。据国外一家医学杂志报道，一位老人开始感觉咽部发痒，有异物感，后又觉得吞咽困难，间歇发展，伴有恶心呕吐，时轻时重，经检查发现颈椎前缘骨质增生，压迫食管，手术切除增生部位后，吞咽困难缓解。据近年临床统计，约1.6%的颈椎病患者有此表现。这主要是因为食管的上端和第6颈椎相邻，第6颈椎出现增生，就会压迫和刺激食管，甚至造成食管周围炎症、水肿，从而在进食时产生异物感。

前兆8：腹胀便秘

一些颈椎病患者因邻近的颈交感神经受到刺激和损伤，受其支配的内脏器官胃肠道蠕动减慢，因而导致腹胀便秘。医生针对颈椎周围肌肉痉挛行推拿治疗，一般手臂麻痛症状会得到改善，顽固性便秘也会不治而愈。

前兆9：心动过速

走在路上，突然听到背后有人叫，猛一回头，心脏就会忽然快速跳动起来，应怀疑是否有潜在的颈椎病症状，排除颈椎病引发的心脏不适。

前兆10：走路不稳、突然摔倒

走路就像踩在棉花上、有“打漂”的感觉，或感觉走路时地面不稳、不平，甚至走着走着突然跪下，有这种情况排除了脑梗死、脑出血外，应想到有脊髓型颈椎病的可能。有人在行走中，突然扭头时，身体失去支持而猝倒，不伴昏迷，但多伴有剧烈眩晕、恶心呕吐等症状，是增生的骨质压迫椎动脉引起。

前兆11：乳房疼痛

增生骨质压迫第6、第7颈椎神经根所致，开始觉得一侧乳房或胸大肌疼痛，间断隐痛或阵发性刺痛，向一侧转头时最明显，有时疼痛难以忍受。这种疼痛如果发生于左侧易被误诊为心绞痛，发生于右侧易被误诊为胸膜炎。但检查结果正常，按颈椎病治疗，疼痛可逐渐消失。

前兆 12：视力减退

视力下降，间歇性视力模糊，一眼或双眼胀痛、怕光、流泪、视野缩小，严重可导致失明。这种视力减退与颈椎病造成的自主神经功能障碍，或大脑视觉中枢缺血有关。颈椎病治愈后，视力可迅速恢复，但已失明者不可逆转。

以上这些前兆都会伴有颈部不适感，当出现这些症状时，最好及时就医，以免耽误病情。

快速检查颈椎的妙招

把手握成拳头，中指指掌关节的那个骨节就反映颈椎，这个骨节应当圆润、饱满，一般它的中间有一道凹痕，痕的两边要平均、匀称才是好的。否则，如果骨节向拇指一侧凸起，则反映左侧颈椎的问题，如果向小指一侧凸起，反映右侧颈椎的问题。

三部曲教你护颈肩

/ 王亮 解放军 309 医院综合骨科副主任，副主任医师

“老了退休在家，一坐就是一天，咱们就得多扭一扭，动起来，疏松一下筋骨，如果再试试我这套颈肩操，效果更好。” 原国家篮球队队长、解放军第 309 医院骨质疏松俱乐部会员赵玉玲与大家分享自己的经验。

先松肩，活血通络

颈肩病主要是脉络不通，不通则痛，所以松松肩很舒服。具体做法：双脚平行与肩同宽站立，上肢自然下垂，双手轻握拳，耸肩。然后双肩向前后自然绕动，重复 10 次左右。

专家点评：此操可增加肩部肌肉的张力和韧带的弹力，使肩部神经、肌肉、血管放松，活血通络，避免血液凝结在肩颈部。

解颈乏，消除阻滞

两手上举至左侧身后，回头仰望左手至最大限度，慢慢收回，弯至颈肩部无酸缩感，右侧同理。

专家点评：锻炼颈项前、后、左、右的活动功能，加速颈肌血液循环，防止颈项软组织粘连和韧带钙化，使颈肩部肌肉群得到锻炼。

小燕飞，缓解僵硬

双手向两侧自然平放，掌心向下，手臂快速放下，但不可与两腿触碰，再迅速抬起，如此反复“小燕飞”的动作。

专家点评：坐久了肌肉会僵硬，血液循环不畅。 手臂的重复动作，可加强肩部血液循环，避免僵硬。

护颈椎有个时间表

/ 杨彦 健康时报记者

现在很多办公室白领都或多或少的有肩颈问题，怎么保养颈椎成为难题。其实，只要照着“保健时间表”来做就行了。

7 ：00 早晨主动调温

无论冬夏，都要给自己的颈椎温暖的感觉。偶尔受寒就给自己煎一碗驱寒汤：红糖 2 汤匙，生姜 7 片，水煎 10 分钟，饮用 1 ～ 2 次就可以驱走寒气。

10 ：00 5 分钟的颈椎操

利用工间休息练习一下颈椎操：端坐，身体不动，单头部运动，分别做低头、抬头、左转、右转、前伸、后缩；顺、逆时针环绕动作。每次 5 分钟，动作要轻缓、柔和。

14 ：00 按摩颈部放松

下午两点钟，脖子早已疲惫不堪，这时候可以两手手指互相交叉，放在颈部后方，来回摩擦颈部，力度要轻柔，连续摩擦 50 次。

18 ：00 做做户外运动

软骨组织通过压力的变化来进行营养交换。如果缺乏活动的话，软骨就会营养不良，进而导致退化，增加户外活动是养护颈椎的方法之一，比较推荐游泳、打羽毛球、练瑜伽等。

20：00 晚餐补肾加分

如果早餐和午餐的营养价值不高，那晚餐的时候就要吃一些营养补肾的食物，比如核桃、山萸肉、生地、黑芝麻等。

21：00 学学大鹏展翅

轻轻弯腰至 90 度，手臂像大鹏飞行一样展开，但不要将头抬起来，手臂抬得越高越好，坚持 5 分钟。这个动作能增加颈椎部肌肉的韧性。

22：00 享受中药热敷

将小茴香些许、盐半斤一起炒热，装入布袋，放在颈背部热敷 30 分钟。每日 1 次。可改善颈背部血循环，缓解肌肉痉挛。

23：00 选择健康枕头和床

枕头宽度应达肩部，中间低两端高的元宝形保健枕头对颈椎有很好的支撑作用。对于颈椎不好的人来说，木板床、棕绷床是上选。

仰睡更易护脊椎

/邢更彦 北京武警总医院主任医师，教授

专家表示，睡眠习惯影响脊椎健康，正确的睡姿、合适的床垫等是获得健康睡眠的关键因素，仰睡对脊椎健康最有利。

调查显示，60% ~ 80%的颈、肩、腰、腿疼痛疾病都与脊椎有关，而睡姿不良是导致背痛或颈痛的主要原因。Donald教授认为，仰睡时身体负荷的压力最小，配合较柔软的枕头，还可以进一步避免脊椎上部和颈部的受压；侧睡时则需要将枕头高度调节到使头部与脊椎处在一个水平线上，才能达到理想状态。

仰卧时能够让四肢保持自然伸展，并使腰椎间隙压力明显降低，减轻腰椎间盘后突。若略微垫高膝盖，还可以更好地放松下肢。如果习惯侧卧，右侧卧位不会压迫心脏，也不会影响胃肠蠕动。因而，正常成年人的“金牌卧姿”应该是仰卧位或向右半侧卧位。

除了睡姿之外，挑选一个好的床垫也是实现舒适睡眠的重要因素。专家建议，选床垫要从其支撑度、舒适度、尺寸和牢固度等方面考察。“支撑度”是首要标准。好的床垫能够很好地支撑脊椎并使它维持在一个比较舒适的姿势。过硬的床垫会压迫脊椎呈弯曲状态，而让身体在睡眠中无法彻底放松，甚至会引发因为睡觉时身体重量集中，而导致压迫的肩膀和臀部疼痛；过于柔软的床垫则由于缺少支撑度，会使脊椎下沉压迫肌肉和韧带。

护脊椎记好三句老话

／朱国苗 上海中医药大学附属曙光医院推拿科主治医师、讲师

站如松、坐如钟、卧如弓，这些老话可是养护脊椎的法宝！

站如松

站立时，你的后脑勺、后背部、后臀部和脚后跟都应该在一条垂线上。你可以两脚稍分开约与肩同宽靠墙而立，使你的后脑勺、后背部、后臀部和脚后跟紧贴墙壁，然后保持该姿势向前跨出一步，就是你的正确站姿。

坐如钟

选择高度可调的靠背椅和写字桌（如果需要办公或学习的话），整个人的臀部和后背部全部坐满紧靠在靠背椅上，并保持小腿与地面、膝关节和髋关节各垂直呈 90°，如果觉得靠背支撑不够，则在腰部后面加垫一靠垫以确保整个腰背部全部紧靠在靠背椅上，保持下颌微收的状态。

卧如弓

中医讲“侧龙卧虎仰摊尸”，侧卧对脊椎的放松最好，但由于人体在睡眠中的时候姿势总是处于不断地变动之中，很难维持某种固定的姿势不变，所以，只要睡得舒服就是好的姿势。

对于预防脊椎疾病来说，睡眠姿势还是很有讲究的，其中俯卧位伤害颈椎，因为人在俯卧时为避免床面压迫口腔、鼻腔导致窒息，自然会将头面部偏向某一边，久而久之就造成了颈椎的错位而出现颈椎病的典型症状。

颈椎累，练练三招式

/迷罗 中华养生瑜伽协会瑜伽和养生导师，中医针灸师

无论是埋头工作还是低头做家务，我们的颈椎都是最受累的。如果等到颈椎犯病了再去养护可就迟了，所以平时就要记得“慰劳”一下颈椎。其实保护颈椎并不麻烦，先记住三个小招式。

1. 抬头看天上“掉馅饼”

笔者有时看大家都在伏案工作，就会大喊一声：看，天上掉馅饼了！大家都往天上看，哪呢，哪呢？看半天，别瞅没看着什么，但这一会儿绝对给颈椎减压了。但抬头也不要太过，太过了也损伤颈椎，保持与水平线呈 60° 最好。

2. 点点列缺穴

在手腕上有一个穴位能治颈椎病，拇指这一侧手掌腕上脉搏跳动处，叫列缺，中医有句口诀：头颈寻列缺。当颈椎不舒服的时候，可以通过按压这个穴位来保养。

3. 推刮大脚趾

经常去做足疗的朋友会知道，大脚趾的根部属于颈椎的反射区，若有颈椎病，刺激这里是很痛的，如果这里能触摸到一些小颗粒、结节的话，反映你的颈椎已经出现问题，要多按摩这里，尤其是大脚趾的外侧，以厚一点的梳子背反复推刮至发热，就可以很好地缓解颈椎病。

穿高跟鞋会引发颈椎病吗

/陶澄 中南大学湘雅第二医院骨科副教授

长期“低头”是诱发颈椎病的罪魁祸首，而女性天性爱美的习惯，比如喜欢穿高跟鞋、穿紧身内衣、留长头发等，都有可能加重颈椎病。

人体的脊椎由多个椎骨连接而成，椎骨的接触面近乎为平面；当姿态挺拔时，椎骨之间是面与面的接触，受力分散，不易损伤，而穿高跟鞋会使人的重心过度前移，造成骨盆前倾，使得脊柱弯曲增大，造成椎骨间的接触面变小，腰椎和颈椎受力点集中，甚至会集中到一个点上，对椎骨的压力迅速增大，容易加重损伤。

不少女性为了让胸部看起来坚挺，会选择很紧的内衣，或者会把内衣肩带往上提拉得很紧。内衣过紧或内衣肩带拉得太紧，都会导致颈椎部肌肉长期处于紧张状态。同时，肩颈部长期的疲劳也会造成血液流通不畅，加速肌肉老化，结果肌肉韧性减弱，失去了牵拉、保护颈椎的能力，就很容易加重颈椎病。

长发女性很习惯的一个动作就是甩头发，但这种动作往往是反复、长期而且单侧的颈椎运动，很容易使颈部劳损而加重颈椎病。

同时值得提醒的是，不要坐在软沙发上看书报，尤其是老年人。人坐上软沙发后臀部会下陷，背肌因而会在骨盆后部被拉长；头往下看书，又会使背肌在颈部被拉长；而同一块肌肉多次被拉长，时间一久，颈椎病发病的概率也会增大。已患有严重颈椎病的人，在软沙发上低头看书后突然抬起头时，还易因暂时性脑缺血引发头晕、恶心等症状，严重的还可能导致颈椎病患者突发中风。

第二章 骨质疏松：人老骨先老，养生先养骨

骨质疏松症是多种原因导致的骨密度和骨质量下降，骨微结构破坏，造成骨脆性增加，从而容易发生骨折的全身性骨病。除了主要与绝经和老年有关的原发性骨质疏松外，还可能由多种疾病引起，称为继发性骨质疏松。

1 分钟自测骨质疏松

/ 中华医学会骨质疏松和骨矿盐疾病学分会 《原发性骨质疏松症诊治指南》

1 分钟自测分为两部分，第一部分是国际骨质疏松基金会新发布的骨质疏松症测试题，10 个问题中只要其中一道题你的回答为“是”，那就证明你有发生骨质疏松的风险。先让我们了解一下第二部分亚洲人骨质疏松自我筛查公式，再来做题。

骨质疏松自我筛查公式：（体重 - 年龄）×0.2= 风险指数（体重的单位为千克）

如果结果大于 - 1，就说明发生骨质疏松的风险比较低；如果结果小于 - 4，则说明是高风险，要赶紧去医院进行治疗；算出来的结果在 - 1 和 - 4 之间是中风险，最好也去医院咨询一下，看看有哪些预防方法。

50 岁以上的人每年都应进行自测。患有哮喘、甲状腺疾病以及用过激素类药物的人，应更早做这个测试。

10 道骨质疏松测试题

（1）您是否曾经因为轻微的碰撞就伤到骨骼？

（2）您的父母有没有过轻微碰撞就发生髋部骨折？

（3）您经常连续 3 个月以上服用强的松等激素类药品吗？

（4）您身高是否比年轻时降低了超过 3 厘米？

（5）您经常大量饮酒吗？

（6）每天吸烟超 20 支吗？

（7）您经常腹泻吗？

（8）女士回答：您是否在 45 岁以前就绝经了？

（9）女士回答：您是否曾经有过连续 12 个月以上没有月经？（怀孕期除外）

（10）男士回答：您是否患有阳痿或缺乏性欲这些症状？

骨关节病自诊自查

／张洪 解放军 304 医院骨科主任医师，教授

自诊——关节退化三字经

疼： 当出现活动时疼痛，休息后减轻的症状时，说明你的关节已经开始退化了。

硬： 起床时关节僵硬，活动后明显好转。这是因为长时间休息之后，关节液集中，关节的某些地方出现了干燥，因此有僵硬感觉。

肿： 这常常预示着关节炎已经发展到非常严重的程度。关节肿胀是关节碎屑刺激滑膜组织引发炎症的反应。

自查——“4 字试验法”排查关节病

在家做个“4 字试验法”可以早期发现髋关节病变。平躺在床上，两腿并拢伸直，将右腿抬高并屈膝，把右脚的脚脖放到左腿的膝盖上端，然后将右腿膝盖向床面贴，如果膝关节能基本放平，无任何疼痛，就代表髋关节没问题。如果很疼，建议去找骨科大夫看看，有可能是髋关节或是骨盆的其他关节出了问题。此动作很像数字“4”，因此被称为“4 字试验法”。

骨科患者常问的五大问题

/张洪 解放军 304 医院骨科主任医师，教授

来门诊看关节病的患者，几乎每个人都会问到下面这些问题。

得骨关节炎是因为骨质疏松了？

关节炎与骨质疏松都是老年性疾病，几乎是同时发病。但我们还是建议大家要喝牛奶、吃奶酪、补钙、晒太阳。不主张老年人早晨四五点钟去锻炼，一定要有太阳的时候再去锻炼，晒太阳对维生素 D 的代谢是很重要的。

关节痛是骨刺造成的？

骨刺是造成腰疼、颈部疼痛的主要原因，而膝关节的骨刺一般都长在膝关节边缘，不会造成疼痛。膝关节、髋关节疼痛主要是因为关节软骨剥脱。

骨刺是可以磨掉的？

这是不可能的。骨刺会越磨越长。市面上有些药品宣称能融化骨刺，这也是不可能的。除了做手术将骨刺取出外，没有别的方法可能让骨刺消失。

药物能够根治关节炎？

这也是不可能的。药物只能缓解症状，但不可能根治关节的退化。关节退化就是衰老的过程，是自然规律，人是不能违反自然规律的。

骨关节炎晚期会瘫痪？

不会瘫痪的。马路上你看见走得很慢很慢的老年人，虽然很缓慢，但还是可以行走，只是生活质量发生了根本的变化。

5年骨折6次才治骨质疏松

/宋守礼 解放军总医院骨科副教授
/唐佩福 解放军总医院骨科教授，博导

黄老太5年前第一次骨折，是在左手前臂，不久后，她弯腰去倒米袋，忽然发现自己背部疼痛难忍，再次去医院，医生说是腰肌劳损，给她开了点药就让她回家了。后来，黄老太发现自己的背部已经完全驼起来，上几步楼梯就要大口喘气。最后，医生推荐黄老太去看看骨质疏松专科，结果在骨质疏松症治疗中心，医生很惊讶地发现，原来5年内黄老太骨密度下降情况非常严重，已经相继骨折了6次，有几次隐性骨折她自己毫不知情。

很多骨折最早都是从手前臂或腰椎开始的，这时就要考虑骨质疏松的可能性。对发生椎体压缩性骨折又称隐性骨折的患者来说，一个部位出现骨折，其他部位也会跟着频频骨折，由于疼痛不明显，往往不能及时发现，或被错诊为腰肌劳损或腰椎间盘突出。

黄老太的故事是一个很典型的病例，在中国，骨质疏松问题已经相当严重，很多人甚至发生过骨折也没意识到要查查有没有骨质疏松。骨折过的人，尤其很多上了年纪的老同志，发生第一次骨折很可能跟骨质疏松有关，如果不对骨质疏松病情加以控制，那么第二次骨折的发生率会提高5个百分点。

有调查显示，在上海仅3%的髋部骨折患者接受了骨密度检查，仅15.8%的女性及10.7%的男性患者接受抗骨质疏松药物治疗(如果把单纯补钙也算作治疗)，男女平均只有一成多骨折者重视防治骨质疏松。

骨折后的人群以及骨质疏松高危人群，如绝经后妇女、高龄人群等，可应用的抗骨质疏松药物非常多，有针剂、鼻喷剂以及口服制剂等。此外，大多数人只在意钙的摄入，而忽视成骨细胞和破骨细胞在骨骼中的关键作用。打个比方，成骨细胞是修房子的工人，破骨细胞是使用房子的人，房子越久就越需要修补，骨骼也是一样，对骨质疏松的防治，就是要促进成骨细胞成骨，抑制破骨细胞破骨。

同时骨质疏松患者要适当增加运动，防止跌倒和再次发生骨折。

8 类人需要重点做骨密度检查

（1）中老年人（每年都要做一次检查）；

（2）缺少运动者或长期节食减肥的人群；

（3）有骨质疏松家族病史的患者；

（4）月经初潮晚的女性；

（5）卵巢功能异常或已绝经的女性；

（6）有慢性胃肠疾病或营养不良的人；

（7）长期抽烟喝酒以及长期服用抗凝药物、肝素、皮质激素、抗癫痫、化疗等药物者；

（8）患有甲亢、甲旁亢、1 型糖尿病、神经性厌食、类风湿的患者。

骨质疏松至少治疗一年

/ 章振林 上海第六人民医院骨质疏松科主任，教授
/ 朱汉民 上海华东医院骨质疏松防治研究中心主任，教授

我国女性骨质疏松症患者就医的比例不到10%，不少中老年女性直到骨折了才知道自己患有骨质疏松症。专家强调，骨质疏松需要规范治疗，不能单靠补钙。

骨质疏松的治疗有两个方面：基础措施和药物治疗。

基础措施包括调整生活方式、骨健康基本补充剂（钙、维生素D）和预防跌倒。药物治疗主要是双膦酸盐，其次是降钙素、雌激素等，至少要坚持一年，通常应坚持1～3年，严重者要坚持3～5年。若仅为改善腰背痛症状，也要坚持3个月左右。

一个疗程结束后，每年做一次骨密度检查及血骨转换指标的检测，专业医师将根据这两项指标来决定进一步治疗。双能X线骨密度仪是目前最常用的骨密度检测工具，专家建议50岁以上的女性每年应检查一次。

骨质疏松一旦严重，需要再进行药物治疗。长期服双膦酸盐的不良反应是非常轻微的。补充钙剂和维生素D，是所有治疗的基础，运动、营养和阳光对骨骼健康也至关重要。躺在床上一周，相当于流失一年的骨量，骨骼老化一年。

抽烟、喝酒、喝咖啡会导致钙的大量流失。防骨质疏松还要注意休息，每周最好不超过3次在晚上11点以后睡觉。

关节炎：头号致残“杀手”

/张奉春 北京协和医院风湿免疫科主任

据权威数据显示，目前全球关节炎患者约有3.55亿人。在亚洲，每6个人中就有1人会患上关节炎，中国关节炎患者有一亿以上。世界卫生组织将其定义为“第一致残疾病”。

揪心——中老年人是受害主体，骨关节炎最多

医生这样描述关节炎的危害：比起死亡，关节炎引起的残疾更可怕！

关节炎的种类很多，最常见的就是骨关节炎，60岁以上人群患病率高于60%，80岁以上的人群，几乎100%有骨关节炎，严重影响人们的生活。目前，我国有骨关节炎患者一亿人以上，女性与男性的发病比例为6∶4，而且呈年轻化趋势。类风湿关节炎病情在前两年进展非常快，如不及早合理治疗，将导致不可逆的关节损伤，最终致残率可达70%！

而现实情况却不容乐观，很多人连骨关节炎和风湿性关节炎的区别等基本常识都不了解，更别说规范治疗了。

留心——出现持续关节疼痛，应去医院检查

很多中老年人都有这样的感受，一到秋天，尤其是一场秋雨一场寒之后，很多人的腰腿关节就会出现疼痛。难道关节也是“天气预报员”？当气候发生变化时，健康的身体会随之进行调节，而有病的身体部位却难以跟上步伐，从而出现各种不适症状。

凡是出现持续性或者是经常性的关节肿胀或疼痛，都应该去医院做检查。因为你不知道这个关节疼痛的轻重程度，应该去看医生，确定一下患病性质，提前制订合理的治疗方案，及早诊断治疗对于预后会更好。

一般来说，检查可能包括三个方面，首先，检查你的体征有没有关节肿、关

节压痛；其次，查类风湿因子等与这些疾病相关的免疫指标；最后，要拍X光片或拍CT，看骨质的变化。这样，就能对关节的疾病做出诊断。

舒心——治关节炎办法多，止痛还要不伤胃

关节炎治疗的方法很多，目前来看，药物治疗是最主要的手段。如何选择药物也有很多讲究。

从临床经验来看，消化道副作用较小的药物是塞来昔布（西乐葆），《美国医学杂志》依据多年数据得出结论，塞来昔布引起上消化道胃肠不良反应的概率，只有传统抗炎镇痛药物的1/8。

用心——平时养成好习惯，能防骨关节病

正像很多老人所讲，很多病都是年轻时不注意“落下的病根儿”，骨关节病就是典型的一种。从30多岁开始，如果生活方式不科学、运动伤害，每一个人都可能是未来的骨关节病患者，被病痛缠身。

控制体重很重要。研究证明，人在走路时，每走一步对关节的压力非常大，爬山下山时更大，因此，体重越重，对关节的压力也越大。肥胖是损害关节的一大杀手，易造成膝关节软骨过早磨损退化，加速膝关节退行性病变的进程。

另外，要少穿高跟鞋、多保暖。因为穿高跟鞋会使身体重心前移，对膝关节压力较大，女性在上了年纪以后应避免穿高跟鞋。再如，喜欢穿裙子的女性，应注意膝部保暖。夏季不要贪凉，不要让关节对着风扇或空调吹，以免留下疾病隐患。

专家特别提醒，对于已经患有关节炎的中老年人，要少爬楼梯、少登山，这些活动会加重骨性关节磨损，进而加速老化。女性更要注意补钙，防止骨质疏松引起的关节病。

关键年龄预防骨质疏松

/ 刘忠厚 中日友好医院教授

骨质疏松常常静悄悄地发生，不分国别，不分种族。一旦骨折容易造成终身残疾或者长期卧床。中国已成为世界上拥有骨质疏松症患者最多的国家。

据《骨质疏松防治中国白皮书》（2010年）显示，我国有骨质疏松患者6944万，预计到2050年将增加到2亿人。到那时，全世界一半以上的骨质疏松性骨折将发生在亚洲，其中绝大多数在中国。

我国从1986年开始骨质疏松研究，如今已经有30个年头。从4万人的大型研究中，医生发现了中国人的骨骼生长发育规律，绘制出中国人的骨骼生长特点，并据此提出了切实可行的骨质疏松防治方法。

20岁开始预防都晚了

我们从1986年到1990年，用4年的时间，组织全国4万人群进行了骨密度筛查。这4万人群涉及各个年龄段、各个区域。根据丰富而翔实的数据，总结出中国人群的骨量变化规律：30岁前为骨量上升期；女性30～50岁、男性30～70岁为骨代谢平衡期；在此之后就进入骨量减少期。

20岁时骨量沉积就达到最高骨量的90%。我们的骨骼看似静止，实际上一直处于骨形成与骨吸收的交互作用中。从出生开始，骨形成要大于骨吸收，骨骼一天天变得结实和强壮起来，在20岁以前骨骼沉积速度最快，20岁时基本上达到最高骨量的90%以上，大约到30岁达到骨量的最高点，到此骨量积累停止，称为峰值骨量。

年轻时的峰值骨量较低常常导致年老时发生骨质疏松。如果把骨骼代谢比做银行存储的话，骨形成就好比存钱，骨吸收就好比花钱。30岁前，或者说20岁前"银行"储备越多，以后发生骨质疏松及骨质疏松性骨折的风险就越小。

防骨质疏松，要从青少年做起。必须教育孩子们，不偏食挑食，只有饮食结构均衡，加强骨骼方面的营养，如多摄入牛奶、含钙食品等，才是骨量存储的基本保障。在此基础上，一定要加强锻炼，孩子淘气一点不可怕，要让孩子跑起来跳起来，这样骨头才结实，才能达到理想的峰值骨量和骨骼质量，使中老年后骨量丢失导致骨质疏松的时间推迟。

30 岁孕妇就得补钙了

生一次孩子，骨量流失约 10%；生的孩子越多，越容易骨质疏松。

笔者在开始研究骨质疏松之后，越来越多地接到求助电话。有一位留学生专门打电话请教，自己的母亲才 48 岁，这一两年就骨折了 5 次，这是怎么回事？

经进一步了解发现，这位母亲年轻时生活条件不怎么好，又接连生了 5 个孩子，这就是问题所在。

胎儿在母亲体内孕育的时候，会吸收母体的营养，包括钙离子等元素，形成胎儿自身的骨骼发育。过去很多母亲不知道这一点，而且一生中怀孕多次，生育好几个孩子，营养跟不上，结果生一次孩子，骨量流失约 10%，生的孩子多，再不注意营养和钙的补充，骨量流失就会很严重，母亲们就会过早地患上骨质疏松。

有的女性在哺乳后出现牙齿松动、腰背酸痛、足跟痛等“月子病”，哺乳期缺钙也是原因之一。在哺乳期间，母亲每天都会把定量的钙通过乳汁喂养给宝宝，满足其营养需要。如果此时母亲钙摄入量不足，就会动用自己骨骼中贮存的钙，维持母乳中钙的浓度，进而导致母亲缺钙，增加患上骨质疏松症的风险。

专家提醒，妊娠、哺乳期的女性最好能每天饮用牛奶 500 毫升，多食蛋黄、鱼、肉、豆类、菜花、紫菜等食物，加强促进钙的吸收。必要时可在医生的指导下适当补充钙制剂。此外，在补钙期间要多晒太阳，适当户外运动，做产后保健操，促进周身骨骼骨密度恢复，增加骨硬度。

50 ~ 60 岁骨量丢失最快

35 岁以前的女性，40 岁前的男性，骨量一定要达到高值，越高越好。女性一旦进入更年期，就踏上骨质疏松的路了。

研究发现，正常情况下，骨质疏松有两种，绝经后骨质疏松和老年性骨质疏松。绝经后骨质疏松一般在女性 50 岁左右绝经后出现，老年性骨质疏松则是女性 62 岁以后、男性 72 岁以后出现。

日本一项研究数据显示，女性 40 ~ 50 岁时，绝经前每年骨量只流失 0.3% ~ 0.5%，10 年流失 3% ~ 5%；到 50 ~ 60 岁，绝经这 10 年，就会流失 20% ~ 30%。进入老年以后每年的骨量流失就减少了，一年流失约 1%，累积下来，到 80 岁时骨量就流失了一半。

这是因为，雌激素对女性骨骼起到很重要的保护作用。绝经后体内雌激素明显下降，骨量流失速度明显加快。尽管如此，骨量流失很少有症状，自己很难发现。绝经后应该每年进行一次骨密度检查，如果骨密度偏低或者每年骨密度明显减少，要适当补充钙剂。

在绝经最初的 3 ~ 5 年内，要坚持长期预防性补钙，每日摄取钙 1200 ~ 1500 毫克。含钙的最佳食物来源就是牛奶。其次，海带、深绿色蔬菜、豆类、虾皮、芝麻、杏仁等含钙量也很高。除补钙外，还应注意，骨骼组成基础是骨基质，而骨基质的主要成分是蛋白质以及一些矿物质，如果长期吃素，蛋白质摄入不足，也易导致骨质疏松。

60 岁后防骨质疏松先防摔倒

骨质疏松最严重也最常见的后果，就是骨折。

已经骨质疏松的人预防骨质疏松骨折的方法，第一就是防摔倒，然后才是维持骨量，强化骨强度。老人最常见的骨折部位是脊椎骨、腕骨和髋骨。一旦骨折，卧床休养一个月骨量就会流失 10%，同时开始出现肌肉萎缩，运动能力下降，这对于骨量原本就存余不多的老人来说，更是雪上加霜。

日本有一项调查，老年人摔倒的场所约 1/2 是在家中；在家中摔倒的人，1/2 是在自己的房间内。有些严重骨质疏松的患者，有时打个喷嚏或端一大盆水都能骨折，就更要注意。在打喷嚏或咳嗽时，或乘坐颠簸的车辆时，应该用手扶住腰背，这样可以减轻脊柱和椎间盘的突然受力，预防骨折。

80 岁还是硬骨头

运动、饮食和药物，是对抗骨质疏松的三大疗法。作为研究骨质疏松的教授，笔者更要以身作则，把自己的骨头保养得好好的。

笔者如今已近 80 岁，每天仍坚持 20 分钟慢跑，雨天、雾霾天时就在屋里来回跑；出差在外，就围着开会的大楼跑一跑；甚至在西北戈壁滩上也有笔者跑步的身影。

营养更得要跟上。均衡饮食、晒太阳、喝牛奶、吃钙片……都是养护骨骼的好方法。如今，笔者的骨密度依然是一个标杆，这是在这个年纪的人很少有的。不久前，笔者曾在路上不小心被一个骑电动车的年轻人撞倒，愣是啥事都没有，起来拍拍屁股就走了。现在，笔者还能追着赶公交车。

而相比之下，现在很多年轻人盛行的“宅文化”：不出门，不运动，饮食马虎。追求“白富美”，为了皮肤白皙，一年四季都不愿意接受日照，为减肥而节食，这些不良生活习惯都会给骨质疏松的发生提供可乘之机。

胖人的关节最受伤

/张洪 解放军304医院骨科主任医师，教授

70岁以上人群骨关节患病率达80%、上亿人正在遭受骨关节炎的折磨……这一系列的数字体现出我国受骨关节病困扰人群情况的不容乐观。而更有甚之，在此基础上，还有过亿的骨关节病潜在人群。

我国目前有2.6亿超重和肥胖患者，这些人都有可能成为骨关节炎患者的后备军。以前生活比较艰苦，苦力活干得多，造成关节严重磨损，对骨关节危害最大。而现在，肥胖已成为加速关节老化的主要杀手。有研究表明，肥胖妇女患双膝骨关节炎的危险性比普通妇女高18倍之多！

胖人易患关节炎，其原因不仅仅是肥胖加重关节软骨的负担，使关节结构加速磨损和老化，从而引起变形性关节炎。还有更深层次的原因就是，肥胖还会通过其他代谢并发症间接影响关节，如糖耐量异常、脂质异常等。

对于大多数人来说，引起骨关节病的主要原因就两个：关节软骨的磨损和关节软骨的变性退化。如果关节软骨完好无损，就可以活动得特别自在。而一旦软骨出现了沟或槽，甚至是脱落，骨头露在外面时间久了肯定会发展成关节疼痛和骨关节炎。从临床统计来看，80%的关节炎患者的疼痛都是关节软骨磨损后，软骨下面的骨头外露导致的。如果走路时不疼，上下楼梯疼，就说明软骨已经开始剥脱了。

骨质疏松性腰痛易误诊

/周谋望 北京大学第三医院康复医学科主任，主任医师，教授

腰背疼痛的病因很多。其中有一种很容易被错误治疗，那就是由骨质疏松引起的腰疼。曾经有位患者让笔者印象特别深，这个老太太总是腰疼，看了很多家医院，治疗了很久，一直被当成腰椎间盘突出来治疗，又按摩又推拿，吃了不少药就是不见好，有时身上疼得连觉都睡不好。

后来医生推荐她到骨质疏松门诊看看，经检查发现她的骨质疏松程度已经很严重，于是马上给她用治疗提高骨密度的药物，经过几周治疗，老太太很高兴地跟医生说，她现在可以到公园里跟邻居们锻炼聊天了。

疼痛是骨质疏松最常见的症状，以腰背痛多见，占疼痛患者的 70% ~ 80%。一般骨量丢失 12% 以上时即可出现骨痛。疼痛沿脊柱向两侧扩散，仰卧或坐位时疼痛减轻，直立时后伸或久立、久坐时疼痛加剧，日间疼痛轻，夜间和清晨醒来时加重，弯腰、肌肉运动、咳嗽、大便用力时加重。

这种骨质疏松引起的腰疼是一种全身感的骨痛和酸痛，有时患者也会感觉是种钝痛，说不清具体疼痛点，且疼痛的持续时间较长。如果以腰椎间盘突出等病治疗总也不见好，别忘了到骨质疏松门诊查查骨密度，看看病根是不是骨质疏松。

随着年龄增长，骨质疏松加重，很多老年人身体缩短，出现驼背，致使膝关节挛拘显著。这样可使肺活量和最大换气量显著减少，从而会出现胸闷、气短、呼吸困难等症状。老年人肺功能随着增龄而下降，若再加上骨质疏松症所致胸廓畸形，患者往往可出现胸闷、气短、呼吸困难等症状。

如果腰疼的病根真的是骨质疏松，那么治疗的手段是非常见效的。治疗上我们除了可以使用针剂和口服药物外，还要配合有效的运动治疗，以防止摔倒导致的骨折。

老年人要加强防跌倒的训练。目前我们对老年人提供平衡测试和训练系统，

通过一种仪器的测量可以准确地报告出老年人发生跌倒的危险指数，提供 11 种富于趣味性训练模式，可根据患者诊断的特征选择针对性的治疗并调整训练难度。患者可以将治疗寓于游戏中，简单有趣。

当你腰部痛楚减轻时，仍需让腰部有充分的休息，同时可逐渐增加腰部的活动范围。我想强调的是，腰部的运动是非常重要的。谨防以下五种危害，适当进行腰部运动并持之以恒，对减轻腰背痛是很有帮助的。

僵：上班僵坐腰椎受压

人体在前倾 20° 坐位时，腰椎间盘内的压力最大。这正是我们在电脑前工作时经常保持的姿势。腰椎受压整体下沉，身体中轴线向后移，使椎间盘向后突出。

疲：反复弯曲腰椎病变

工作时，腰椎大多处于屈曲状态。统计表明，腰椎屈曲的频度一天最高可达 5000 次。这种反复屈曲是造成椎间盘病变最常见的原因。

振：人车共振考验腰椎

开车时腰椎很容易和汽车座位产生共振。这意味着脊柱不断地被压缩与拉伸，周围组织肌肉也跟着疲劳，影响腰椎间盘的代谢速度，会加速腰椎的退化、变形。

寒：受寒影响腰椎营养供应

腰部特别怕冷。如果冬天露腰，为了抵御寒气，腰背部的肌肉就会痉挛，使局部血液循环变慢，影响椎间盘的营养供应，椎间盘内压力升高，容易造成很多伤害。

猛：突受外力腰易扭伤

正常的腰椎富有弹性和韧性，可承担 45 千克的压力而毫无损伤。但如果突然受外力，便很容易突破它的承受极限，引发腰扭伤。

骨头松，不妨先锌后钙

/张素苹 郑州市第三人民医院营养科主任

中老年人随着年龄的增长，很容易出现骨折、骨质疏松等病症，因此需要合理补充钙、锌等食物。由于钙和锌的吸收原理很相似，补充时两者容易竞争，使吸收受到制约。同时，钙在体内的含量远远多于锌，也比锌活泼，补充钙会影响锌的吸收，因此，这两种元素最好分开补充。

补充这两种元素的顺序最好是“先锌后钙”，比如说，白天多食用瘦肉、牡蛎等食物补锌，晚上多吃豆制品、喝牛奶补钙，会更利于钙的吸收、沉积和利用，而且牛奶还有助于睡眠。

生活中最好的补锌办法是通过食物补锌，牡蛎、瘦肉、猪肝、鱼类、蛋黄、虾皮、紫菜、芝麻、花生含锌较高，可常吃这类食物。

干贝和木耳是食物中补锌的高手，可用这几种食材做成银丝羹：把蛋黄豆腐(又名日本豆腐)及洗净去蒂的黑木耳切丝，用冷水浸泡备用；将干贝蒸软，待凉后搓碎；汤烧开后下入备好的蛋黄豆腐、黑木耳、干贝、葱、姜丝等，然后勾芡，撒入香菜末，一碗清淡鲜香的汤很是诱人。

吃骨质疏松药规矩多

/李全民 解放军火箭军总医院内分泌科主任

在骨质疏松药物中，使用最多的是双膦酸盐类，但这类药用起来规矩非常多，大家在服用时记住“半小时”这个关键词，即服药前半小时空腹，服药后半小时站立。

双膦酸盐不能与任何食物一同服用，因为人体对双膦酸盐的吸收率比较低，服药的同时如果摄入其他食物，将会使药效下降，最后的结果是药吃了不少，却没有起到治疗作用。

正确的服用方法应是早饭前半小时就用 200 ~ 300 毫升清水送服药物。早晨是人体空腹时间最长的一个阶段，这时用约可最大限度地减少残余食物对约物吸收的干扰，发挥最佳药效。

双膦酸盐很容易对食管黏膜造成伤害。为防止双膦酸盐反流到食管，刺激灼伤食管黏膜，吃完药后应保持半小时直立体位，尽量不要平躺，可以站着或多走动，目的是减少药物对食管伤害的概率，减少对食管的刺激。

其实，如果想彻底避免双膦酸盐对人体的伤害，建议大家将口服药物改为注射。即通过静脉注射的方式，把药物输送到体内，而且 1 年只需打 1 针。

最后，骨质疏松重在预防，35 岁以前要多运动，提高自己骨密度峰值。平常要多晒太阳，多食用高钙的食品，尽量少吸烟，不要过多饮用咖啡以及含酒精的饮料。

适量饮用汽水与骨质疏松没有必然联系

/钟凯 食品安全博士，国家食品安全风险评估中心风险交流部副研究员

喝汽水是否会喝出骨质疏松？可乐是否会影响骨骼健康？如果你仅仅因为这些传闻而拒绝汽水，那我只能遗憾地说：亲，其实你多虑了！国内外早已有多项研究证实，对于健康的成年人而言，适量饮用汽水不会直接引发骨骼健康问题，也不会直接导致骨质疏松。

首先，骨质疏松并不是什么新鲜事物，导致骨质疏松的因素也非常多，比如骨钙峰值（也就是身体的底子）、雌激素水平（尤其是绝经后妇女）、遗传因素、使用药物（比如糖皮质激素）、膳食中的钙含量、血液中的维生素D水平、运动量、吸烟酗酒等不良嗜好、脏器疾病等。所以一个人得骨质疏松，往往是“屋漏偏逢连夜雨”，喝可乐未必是主因。

同样，在国际骨质疏松基金会列出的骨质疏松十大危险因素中也提到，引起现代人骨骼不健康的三大主要原因是：饮食中摄取的钙和维生素D不足、女性激素的变化和缺乏体育锻炼。

其实，早在20年前，美国的科学家们就已经还了汽水的清白。1994年，美国国立卫生研究院组织骨质疏松和骨骼健康方面的专家召开了一次题为“钙的最佳摄取量”的会议。专家的独立报告指出，未发现汽水中的成分会对钙的吸收或流失造成任何实质性影响。1997年，美国国家科学院的医学研究发现，汽水中的成分并不会对钙的吸收产生任何实质性的负面影响。从而得出结论：对于大多数健康成人而言，将钙的吸收与汽水的饮用直接联系起来，是没有依据的。

多吃山楂可防骨质疏松

／刘明耀 华东师范大学生命医学研究所教授
／温建民 中国中医科学院望京医院骨科主任，教授

消食、解腻、降脂、降压、美容、瘦身，说起山楂这个“全能”小红果，好处一箩筐。如今，小小的山楂又多了一项新本领，那就是有助于预防骨质疏松。

患有骨质疏松的人，骨头里有一种破骨细胞往往异常活跃，这种细胞也被专家形象地称为“吃骨头的细胞”，因为它会破坏骨结构。山楂酸恰恰是这个骨头里的“破坏分子”的天敌，它能抑制破骨细胞分化从而延缓骨质疏松的发生。在我们常吃的食物中，山楂和橄榄正是富含山楂酸的宝库。

适当多吃山楂和橄榄固然好，但是我们也不能吃个没完，防骨质疏松主要还得靠老三样：晒太阳、多运动、食物补。

很多人不太把骨质疏松当回事，其实，它的后果很可怕。严重的骨质疏松就好比原本坚硬的骨头变得像朽掉的木头，脆弱不堪。有的人打个喷嚏，腰椎骨折了；早晨起床一掀被子，髋骨骨折了；走路时间长点，觉得背痛，结果发现脊椎压缩性骨折。

预防骨质疏松，应该从小常晒太阳，多锻炼，常吃奶制品、海产品等含钙丰富食物。往自己的“骨健康银行”里存够“钱”，这样到了中年才能慢慢享用，拥有一生的硬骨头！

健骨每天吃二两肉

／张坚 中国疾病预防控制中心教授
／莱迪·斯丹玛格 国际骨质疏松症基金会首席执行官

“喝牛奶、晒太阳”，防止骨骼衰老，如果你只知道这两点，显然还不够。蛋白质的补充也不可或缺，每天都要吃点肉，否则更容易骨质疏松。

骨骼的构成中本身就有蛋白质，它让骨头有韧性，结实坚硬又不脆，同时，可以增加体内骨骼生长因子的分泌，所含有的特殊物质还有利于钙的吸收。补充蛋白质能强健骨骼周边的肌肉，更好地保护骨骼。而今很多小姑娘减肥，一丁点儿肉都不吃，骨头不见得强健。专家在现场随机询问了几位非常苗条的女孩，果然，不吃肉的居多，体检都发现了不同程度的骨质疏松。

健骨，现在主张蛋白质、钙、维生素 D、铁等全方位补充，膳食均衡。具体来说，根据个人的体重、身高等不同，每天吃 100 克左右肉就可以了。

雌激素在骨代谢中起着重要的作用，女性随着雌激素的减少而加剧骨流失。而骨衰老不像皱纹或者白发那样触目，甚至早于皱纹或者白发就出现了，所以长期素食、盲目减肥、处于更年期的女性，更要留意骨骼的变化。

晒足太阳骨头硬

/马彦红 解放军305医院理疗科主任

笔者的婆婆今年63岁，年年体检身体健康，平时很少吃药，老年人时兴的各种保健品她也从不感兴趣。笔者比婆婆小两轮，今年体检居然显示轻度缺钙。

肉、蛋、奶、蔬菜水果、五谷杂粮笔者都吃，而婆婆以素食、主食为主。笔者每周还都坚持打2～3次羽毛球，而婆婆只是每天散步遛弯儿。笔者还有年龄优势，按理说不应该缺钙呀？

婆婆一语道破天机：万物生长靠太阳。蓦然惊醒，笔者每天早出晚归，两点一线，看不到太阳。就是每周的羽毛球运动，也是在室内的球馆里，看到的只有灯光。

此后，笔者会经常提醒老年患者，吃好，锻炼好，还一定要晒足太阳。老年朋友应该怎样晒太阳呢？

一年四季晒太阳的时间不同

霜降，这是秋季的最后一个节气。“气肃而凝，露结为霜”，是指自然气候从这天开始逐渐寒冷。秋冬两季晒太阳的时间不宜太早，以上午10点以后到下午3点以前为宜；春季气候变化较大，晒太阳的时间也不宜过早；而夏季恰恰相反，晒太阳要避开正午闷热暴晒的时间，选择上午9~10点或傍晚。

每天晒太阳的时间要化整为零

婆婆每天晒3个小时的太阳是累计时间，并不是一口气在外面站3个小时。

早上8点半去买菜，往返是半小时。回家休息一会儿，10点钟约邻居下楼在小区溜达1小时。下午2~3点在附近公园里散步1小时。回家休息1小时，4点到4点半接孙女。这样把做家务和运动有机地结合在一起，达到了很好的效果。

骨科医生的关节保护方

／蒋科卫 中国中医科学院望京医院骨关节科副主任医师

笔者因为小时候喜欢踢球，又没有足够的营养，造成了“罗圈腿”，当了医生后，才知道叫膝内翻。

为了保护膝关节，笔者尽量做到不爬山，不爬楼。每周至少 3 次健步走或游泳，这两种运动对膝关节都没有伤害。

很多人担心健步走磨损关节，这种担心是多余的，走路时关节屈曲只有 20°，这种角度对髌股关节没有压力，没有磨损，半月板几乎没有移动，没有受伤的可能。股四头肌和腘绳肌的对抗性收缩，可明显降低膝关节压力。胫骨和股骨正常的、温和的、持续压力对于软骨产生刺激，使关节软骨得到良性的刺激和锻炼，步行几千步后关节会感觉轻松。

不能只针对关节训练，也不能老是低强度的锻炼，需要每周有一定强度的锻炼，所以笔者每周保持 1 ~ 2 次羽毛球或者篮球的训练，但是有几条注意事项：

（1）训练前要充分热身，至少需要 20 分钟，全身主要的韧带都要进行牵拉，牵拉的目的在于使韧带增加弹性、灵活性和反应性，避免在运动中受伤。

（2）天气不好或者身体很疲劳的时候不要进行训练。

（3）训练时间和强度不宜过大，肌肉疲劳时运动损伤最易发生。

（4）对于已经存在的慢性损伤部位，如肩、肘、膝，训练结束后要给予几分钟的冷敷。中高强度的训练，目的在于刺激心肺。心肺功能维持全身状态，全身运动促进关节健康。

此外，每晚还要有针对性地进行膝关节训练，包括动力性和静力性的练习。动力性的就是在踝关节绑沙袋做抬腿的动作；静力性的主要是半屈曲地靠墙站立，类似武术中的马步动作。这两个锻炼很简单，每晚做 20 分钟，不忘记刷牙就不要忘记锻炼。

老人：治骨松要一抗一补

／徐苓 中华医学会骨质疏松和骨矿盐疾病分会主任委员，北京协和医院妇产科教授
／孟迅吾 中华医学会骨质疏松和骨矿盐疾病分会名誉主任委员，教授

治疗骨质疏松不能靠单打独斗，单纯补钙不但见效慢，而且疗效也有限。治疗骨质疏松的专家提出了新观点：要“抗补结合”。

抗：抗骨质疏松药减少骨质流失。

服用抗骨质疏松药物是目前治疗骨质疏松最通行的方法，研究结果显示，服药后增加骨密度的疗效可以持续 10 年，一年后就能把椎体骨折的风险降低 59%。

补：补维生素 D 促进钙吸收。

维生素 D 跟抗骨质疏松药物就是一对紧密的兄弟，光减少骨质流失，但钙的吸收不充分，治疗效果会大打折扣。根据《原发性骨质疏松症诊疗指南》推荐：50 岁以上的成人，每日应摄取 800 ～ 1000 国际单位的维生素 D。

第三章 痔疮：十人九痔，越常见越要常防治

痔疮是一种位于肛门部位的常见疾病，任何年龄都可发病，但随着年龄增长，发病率逐渐增高。在我国，痔疮是最常见的肛肠疾病，素有“十男九痔”“十女十痔”的说法。

痔疮让拿破仑坐失战机

/陈朝文 北京大学第三医院普外科副主任医师

拿破仑，法兰西第一帝国的缔造者，能征善战的他最后却败给了不起眼的痔疮。听到这句话，你肯定颇感疑惑。

小痔疮毁了大将军

长年的征战，强大的战事压力，让拿破仑无暇照顾自己的身体。为了节省时间，他狼吞虎咽地吃饭，每天睡眠不超过 3 小时；为了交际和视察，频繁饮酒和骑马。拿破仑在 28 岁时患上了痔疮。拿破仑滑铁卢之战的失败，是因为他痔病发作而坐失战机，不禁令人感叹健康的重要。

从历史到当代，痔疮一直是个令人头疼的问题。得了痔疮不用太担心，但如果发现有便血、肛周皮肤瘙痒时一定要及时就医。痔出血的特点是便后滴血、喷血或手纸带血，为鲜红色，不与粪便混合，严重的时候下蹲和用力时可引发出血，但如果是流血量大或血液为暗红色时，则要考虑是否有直肠、结肠肿瘤的可能了。

有便秘，要做“杂粮动物”

便秘无小事，几乎每个人都有这个经历，早上痛痛快快排了一次便，一整天都觉得“爽”！

现在饮食提倡多吃菜，少吃肉，很多人都会控制油脂的摄入，特别是一些爱美的女性朋友，甚至只吃素。其实油脂吃得太少，也会导致便秘。

专家建议大家做个“杂粮动物”，但是在做“杂粮动物”的同时，一定要保证油脂的摄入。油脂在我们肠道中可以起到润滑肠道的效果，如果没有油脂润滑的推动，肠道内的水分会被粗纤维食物所吸收，使大便变得越来越干结，堵塞在肠道内，吃再多的杂粮也会便秘。我们若改变不了自己的职业，可以改变自己的习惯。除了饮食习惯外，“便意”的培养也是非常重要的。

性事过频会引发痔疮

/易善永 西安交通大学医学院博士

最近医学研究发现，“性福”生活可以给有“痔”之士带来许多烦恼，还可以使无“痔”之士有“痔”。这是为什么呢？

据临床调查研究发现，过度频繁的性生活，不但易引发痔疮，对原有痔疮患者还可诱发痔疮急性发作，甚至引起肛瘘、肛裂、肛周脓肿等严重并发症，尤其是男性更容易发生。这是因为性生活时全身肌肉处于高度紧张状态，盆腔和会阴部肌肉持续收缩。此外，生殖系统神经感受器高度持久兴奋，局部血液循环也会发生紊乱。这就会增加肛门周围血液循环的阻力，使血液循环发生障碍。而痔疮，则是肛门周围的静脉丛凸出于黏膜外（内痔）或肛门外（外痔）。若性生活过频，肛门静脉丛常发生血液循环障碍、静脉曲张、瘀血，凸出于黏膜或肛门外，以致不可逆转，这就发生了痔疮。

再者，性生活时的冲动、屏气、压力，更容易导致局部血液循环发生各种异常变化，致使肛门、直肠组织黏膜肿胀、疼痛而发生痔疮。

此外，男性经常忍精不泄，会阴部肌肉群持续收缩，也会影响肛门静脉丛的血液循环，形成痔疮。俗语说“十男九痔”，恐怕与“性”福过频和忍精不泄等因素有很大关系。

因此，不论是有“痔”之士还是无“痔”之士，都应该做到“性”福有度，节制房事，同时改掉忍精不泄的不良习惯。

办公族防痔疮选硬座椅

/任东林 中山大学附属第六医院副院长，肛肠外科主任

近年来，上门诊看痔疮的多了很多白领，病症大都是在公司的例行检查中才发现的。长时间处于一个姿势，会导致腹部血流速度减慢，血液循环受阻，直肠部位的静脉丛易发生扩张，血液瘀积，形成痔疮。

久坐让城市女性痔疮高发

痔疮成为北、上、广等一线城市女性的高发病，吃得精、坐得久，“痔”偏爱一线城市女性。

究其原因：都是过多的精细膳食和久坐惹的祸。城市女性每日长时间伏案工作，久坐办公室或会议室，并且缺乏体育锻炼，均与痔疮高发有密切关系。

座椅过软易生痔疮

为了让员工坐着舒服，很多公司配备的都是座垫柔软的办公椅。许多上班族回家后也常累得一屁股坐在柔软的沙发上，久久不愿起身。然而，长时间坐在软垫椅子上容易诱发和加重痔疮。这是因为坐在松软的座垫上时，血液循环会受到阻碍，直肠静脉丛更易发生曲张，使血液瘀积，从而诱发或加重痔疮病情。

因此，建议办公一族应该多选择硬一些的座椅，工作1小时应起身适当活动10分钟左右。增加运动是预防痔疮发生的最好方法。

大家都对我们消化道的入口——嘴很关心，经常擦嘴，还会给嘴抹润唇膏。可对于消化道的出口——肛门就漠不关心，甚至有点粗暴，比如有些人排便完后用力擦拭，其实肛门处的皮肤、黏膜很嫩，用力擦拭容易造成损伤。专家建议人们细心呵护“出口”，排便后有条件的用温水清洗，没有条件的用柔软的卷纸轻轻擦拭。

防痔，盯紧三个时间点

/刘伟 广州军区武汉总医院普外科主治医生

过长假：尽量不要胡吃海喝

每年节日过后，尤其是春节这类长假，痔疮发病都会呈现“井喷”现象。长假大吃大喝、久坐不动，很容易引起痔疮复发。有痔在身的患者应忌食或少食刺激性的饮食，如辣椒、胡椒、姜、蒜、葱等，因为这些饮食可刺激直肠肛门的黏膜皮肤，使之充血明显，加重了痔出血、脱出症状。

节后门诊很多患者反映，大吃大喝几天后，排便时就会有刺激灼热感出现，痔疮会随之复发。所以节假日也不能胡吃海喝，均衡饮食非常重要，最好有意识地多吃青菜、水果、粗粮、豆类，控制肥腻肉类、煎炸食物的摄入量。春节期间在饮食上可适当补充对痔疮有预防作用的食物，如黑芝麻、猪大肠、羊大肠、鳖肉、核桃肉等。

怀孕期：合理膳食多做提肛

很多女性朋友有过这种体会，从来没发生过痔疮，但在怀孕过程中或生完孩子不久便出现了痔疮。怀孕后体内产生大量性激素，会让肠道平滑肌的张力减退，蠕动减弱，使食物在胃里排空推迟，在肠里运输时间延长，导致粪便在结肠中潴留时间过长，水分减少，粪便变得干结，而容易发生便秘，加上增大的子宫对直肠的压迫，盆腔静脉回流不畅，发生痔疮。提早预防对女性来说是非常重要的。

合理膳食饮食，多吃富含纤维素的蔬菜水果，以增加大便的体积，促进肠道蠕动，刺激排便。孕妇要少吃蒜、葱、虾等肥甘厚味及烧烤类等刺激直肠肛门部黏膜皮肤的食物。

除此之外，建议孕妇平时要多做运动：起床练练蹲步走，在屋里头转上几个来回或者空暇时活动髋关节，多做提肛运动、俯卧抬腿来缓解便秘。

排便时：坐便器清洁，别看书报

便秘是导致痔疮发生的重要原因之一，很多人喜欢在方便的时候看报纸，其实这也是造成便秘的原因之一。应防止蹲厕时间过长，如果 20 分钟仍未解决就不要再苦蹲。排便时最好别接电话聊天、别看书读报。

保证坐便器的清洁也非常重要，有条件的最好便后用温热水清洗肛门，使肛门部位经常保持清洁，对减轻痔的症状和预防痔的发生有很大帮助。肛门感染是发生痔疮的重要因素之一，如遇到外出旅行、探亲，在陌生环境里也应注意卫生，防止感染，以免诱发或加重痔疮。

有痔之士注意三件事

/贺平 成都肛肠专科医院主任医师、副院长

我们的消化器官分工很明确，胃负责储存和消化食物，是做粗活的，小肠负责分解和吸收食物，是做细活的，结肠和肛门则是负责将食物残渣推出体外，是做脏活的。哪个部分最容易受伤呢？肛肠专家给出了答案：做脏活的。

由于长期做脏活、累活，我们的结肠壁和肛门很容易受摩擦破损，形成痔疮。痔疮虽小，带来的问题却不小，处理不当还有可能对我们的身体造成严重的损害，笔者提醒痔疮患者日常生活中最要注意三件事。

最需要：先排除肿瘤

“十人九痔”，很多人都误认为痔疮是常事，即使经常便血也不以为然。便血患者尤其是长期便血者的头脑里一定要有根弦，去医院请医生看看是否有肿瘤。有位老太太，患痔疮十几年了，一直伴有便血，但却一直不在意。直到感觉身体不对劲了才去找医生。一检查，肛门里面都是疙疙瘩瘩的结节，肯定是肿瘤了。

最当心：是否伴有贫血

贫血不是女性的专利，它还是痔疮的并发症。很多人都不相信：每次出那么少的血，可能就是一两滴，怎么会贫血这么严重？但大家都忘了积少成多、水滴石穿的道理，虽然每次出血不多，但每次上厕所都要便血，也是了不得的。一位患者，体检时血色素就只有三点几克，已经是贫血的指标了。患者说，他上楼时经常感觉腿脚无力。笔者建议，痔疮患者在日常生活中要注意补血、活血，最好多吃点红枣、红糖等补血食物。

最应该：吃你不爱吃的食物

痔疮大多由便秘引起，得了痔疮以后排便非常痛苦。无论是预防痔疮还是让痔疮患者轻松一点，都需要我们从源头做起。富含膳食纤维和维生素的食物最利于肠道健康，所以我们在吃东西的时候要对自己“狠”一点，什么粗糙吃什么。吃菜的时候不能只吃口感好的菜叶，也要吃菜秆。痔疮初期最好以保守疗法为主，建议试试含有角菜酸酯成分的乳膏，还能保护肛门黏膜。

都知道成都美食多，然而川菜大部分都很辣，外地人吃了两顿之后就觉得肠道不舒服。事实上，辛辣饮食是痔疮的诱发因素之一，那长期食辣的居民如何应对呢？成都气候潮湿，居民需要吃些辛辣饮食来祛除体内湿气。在吃麻辣火锅时旁边可摆上一碟香油，香油具有保护胃肠黏膜的作用，可降低罹患胃肠疾病、痔疮的风险。

防痔疮多吃果蔬

／刘磊 河南中医学院一附院肛肠科副主任医师
／安阿玥 中国中医科学院望京医院肛肠科主任医师

预防肛肠疾病复发，最好的办法就是从饮食上着手，以清淡饮食为主，少食辛辣食物，多吃些性寒的水果蔬菜，适当做些提肛运动，保证足够的睡眠。

防治痔疮的食物

合理的饮食调理，对防止痔疮的发生尤为重要。对痔疮有预防作用的食物主要有：紫菜、红豆、槐花、芝麻、核桃肉、竹笋、蜂蜜等。

紫菜：含有丰富的胡萝卜素、维生素、钙、钾、铁，能促进肠胃运动。

红豆：与当归合煎，可治疗痔疮便血、肿痛。单独一味或与大米同煎成粥，亦有良好的作用，是防治痔疮的优良食品。

槐花：新鲜槐花可以做凉菜、包饺子，具有凉血、止血、消痔的功效，亦可代茶饮。

芝麻：含有大量氨基酸、食物纤维和矿物质，能促进排便。对于患有痔疮兼有便秘者，可长期服用，具有润肠通便、减轻痔疮出血、预防肛脱的作用。

核桃肉：可润肠通便补虚，减轻痔疮、便血症状。

竹笋：内含丰富的纤维素，痔疮患者食用具有润肠通便的功效。

蜂蜜：对痔疮患者可起到补益和润肠通便的作用。

痔疮患者禁忌食物

忌食辛辣刺激性食物：辛辣刺激性食物，如辣椒、胡椒、生葱、生蒜、芥末、姜等，能刺激直肠肛门部位血管充血和扩张，造成排便时刺痛和坠胀感，从而诱发痔疮。

忌饮酒：中医认为痔疮多属湿热，饮酒可助其湿热，而且酒（特别是烈性酒）可使直肠静脉充血，诱发或加重痔疮。

忌食肥甘厚味、炙烤食物：这些食品可刺激直肠肛门部的黏膜皮肤，使充血明显，导致痔疮发生。

忌食难以消化、坚硬的食物：食物难以消化会导致便秘，从而使直肠血管曲张。

忌食味浓及香料多的食物：容易令肠道不适，同时令肝脏充血、下腹腔压力加大，可导致痔疮发生或使痔疮加重。

忌食壮阳火的水果：芒果、榴莲、荔枝、龙眼等水果性温热，患有痔疮的朋友最好少吃或者不吃。

秋冬多吃水果预防痔疮

秋冬季是痔疮的多发期，多吃柿子、香蕉、梨等水果对痔疮有很好的预防作用。

柿子：中医认为，柿子味涩（但经简单处理后涩味就会被祛除），性寒，具有软坚散结、清热祛燥及健脾生津的作用。因而，它对于预防便秘、缓解大便干结或出血等效果很好。柿子还有缓解高血压、动脉硬化的作用。

香蕉：有研究表明，水溶性纤维不仅可以调节肠胃道的菌丛生态，还可以帮助有益菌生长与抑制有害菌生长，从而起到调节肠胃功能的作用。香蕉中含有大量的水溶性纤维，因此具有很好的通便作用。如果有些朋友大便干结、或者经常用力蹲便，不妨适当多吃些香蕉。但是，由于香蕉中所含的热量较大，如果吃得过多的话会致使热量变成脂肪，进而引发肥胖。

梨：从防治痔疮的角度来讲，梨与香蕉一样，都富含水溶性纤维，但是它还含有大量的水分。因此，多吃梨可以保持排便通畅。如果有些痔疮患者在秋天做了手术，梨也是一种首选水果，因为它还可以减轻痔疮术后的瘀血扩张。

食疗药茶防痔疮

/张东岳 国家级名老中医，河南中医学院一附院肛肠科教授

夏季是痔疮的高发期，怎样通过生活调理防止痔疮发作？

痔疮一病，多为体内有湿热，又过食辛辣所导致。发病期间饮食要清淡，可吃些有清热解毒作用的食物，如绿豆、马齿苋、丝瓜、空心菜、无花果、猕猴桃等。避免摄入辛辣和热性食物，如辣椒、白酒、牛羊肉等。

在饮食上，推荐痔疮患者吃马齿苋。在20世纪60年代，人们常拿马齿苋拌些面，放笼上蒸，当主食吃。中医认为马齿苋很平和，具有清热解毒、消肿散瘀作用，是胃肠道消炎药，适合肛门内或外周瘙痒肿痛者。马苋菜吃的方法很多，可以单独凉拌吃，也可以和鱼腥草一起，放开水中稍微焯一下，拌小磨麻油、醋和少量盐后吃。

另一个食疗方是，两个香蕉（去皮捣为泥），100克空心菜（只要叶），将米汤煮至快熟时，将香蕉泥和空心菜放入，再煮3分钟即可。吃的时候，也可以放一点盐或白糖。这个方子中，香蕉、空心菜均有通便凉血作用，适合伴有便秘的人服用。

夏季天气炎热，痔疮患者还要多喝水，建议用金银花、菊花泡水喝，便秘下血者可喝几天槐米茶（槐米20克，胖大海2～3枚，肉苁蓉30克）。喝的时候，将这三味药放置带盖茶杯内，沸水冲入，加盖泡10～15分钟，当茶频频服用，能够改善便秘症状。

夏季防痔疮发作的关键是生活调理，除上述措施，还要少坐多动，养成便后坐浴的好习惯。痔疮发作时，可用水煎大葱100克（轻煮1分钟），熄火后放入芒硝50克，待温时坐浴15～20分钟。

肛肠专家聊运动

/朱钢 北京肛肠医院外科副主任医师

压力大、熬夜、辛辣饮食，三者就像三角恋，两个“见面”还行，三个一聚头，肛肠就有问题了。

痔疮很常见，办公族十有八九都会沾上。护肛肠，运动有三宝，即结肠操、提肛运动和揉腹部。

结肠操

最常用的是结肠操，有 6 个动作，左右摇摆、两头翘起、左右转腰、水球运动、弓背运动、左右侧压。

提肛运动

提肛运动很简单，有规律地把肛门往上收提，再放松，一提一松，一次可做 100 个左右。

揉腹部

将手心对着肚脐处，先按逆时针方向轻轻揉 20 ~ 30 下，再顺时针揉 20 ~ 30 下，反复交替，一次揉 10 分钟左右就行。

此外，有个举骨盆运动也不妨一试。仰卧屈膝，脚跟靠近臀部，两手垫在头下，以脚掌和肩部作支点，使骨盆举起，同时提收肛门，放松时骨盆下放。每天起床前和睡前做一做，每次 20 下即可。

如果没便秘或痔疮，平时也应多注意。坚持力所能及多运动，尤其是在春天，阳光灿烂的日子里，一定莫忘：出门去、大步走。

防治肛肠疾病多按摩

/杨力 中国中医科学院西苑医院教授

现代人患肛肠疾病的人越来越多，主要原因其实就是一个字：懒。懒得吃粗粮，怕嚼；懒得运动，怕累；懒得按摩，怕痛。

拿按摩来说，其实按摩就是护肛肠的好方法，省时又简单。

早晨早起 10 分钟，躺在床上两手交叠，将手掌按在腹部的右下方，然后从右下至右上，再横着从右到左，再从左上到左下，这样慢慢环肚脐一周。

别小看了这个动作，它分别按摩了升结肠、横结肠和降结肠，这样按摩一会儿，就会感到肚腹发热，非常舒服，很快就会有便意。

上厕所时也别闲着，坐在马桶上按按天枢穴（脐中旁开 2 寸）和神阙穴（位于脐窝正中，也就是我们常说的肚脐眼），对促进排便非常有好处，有效防止痔疮。

中医讲，卯时即清晨 5 ~ 7 点，为大肠经当令之时，也是大肠功能最活跃且肠道水分较多的时刻。所以最好能建立规律的排便时间，每天在清晨的这个时候排便，不仅排便顺畅，而且还可促进肠道排毒。

都市白领和老年人是患肛肠疾病的两大主要人群。一般来说，老年人主要是因为胃肠功能退化，以及运动比较少，白领主要就是坐得太多，运动量太小。

其实，散步、跑步，深呼吸运动、体力劳动等都可使胃肠活动加强，膈肌、腹肌、肛门肌得到锻炼，防止便秘和痔疮。在生活中，从事重体力劳动的人很少便秘，正是说明了这个道理。

因此，每天最好能抽出一小时进行有氧运动。跑步、游泳、打球都是不错的锻炼方法，锻炼完再做几组深呼吸，效果会更好。体质较弱的人可选择较为舒缓的运动，如打太极、练瑜伽等。

旅游时如何防治痔疮

/钱勇 健康时报特约记者

有痔疮的人，外出旅游时由于环境和饮食等的改变，容易诱发和加重病情，因此要注意做好防范工作。

出行前应带足药品，同时要针对不同症状开展自我治疗。

高锰酸钾坐浴

痔疮轻微发作时，可在睡前用 1 ： 1000 的高锰酸钾溶液坐浴 15 分钟，以消肿止痛。发作严重时也可照此法坐浴。

捶打臀部治疗痔核

患者俯卧，在臀部的最高点处找痛点，方法是以最高点为中心，用大拇指强力漩涡般地旋转按压，必可按到一个疼痛点，之后用拳头捶打疼痛点 15 ~ 20 次。这个疼痛点的解剖学位置，是在平第四骶孔后正中线旁开 1.5 寸的白环俞穴和第四骶椎棘突下旁开 3 寸处的秩边穴附近。

香烟烤百会、孔最和至阴三穴治外痔发作和混合痔发作

香烟是代用品，其实以艾条为最好，但旅游中条件受限制，香烟烤也可奏效。先烤百会穴（头顶正中线与两耳尖连线的交点处），再烤孔最穴（前臂桡侧，腕横纹上 7 寸处），最后烤至阴穴（小趾趾甲外侧甲沟往上近第一关节处），各穴均烤至感觉较热为宜。

坚持提肛运动

无论是痔疮发作期间还是未发作时，坚持做经常性的提肛运动，可使痔静脉瘀血得到代谢，能够消除肿胀，预防和治疗痔疮。

冬季防治痔疮有妙招

/高清顺 河南中医学院第一附属医院主任医师
/曹永清 上海中医药大学附属龙华医院肛肠科主任

痔疮特别爱在冬季来捣乱。有痔疮首先要防便秘，否则会加重痔疮甚至导致肛裂。便秘会使代谢功能紊乱，长期排便不通还会引发脑中风，甚至出现生命危险。只要方法得当，就可以防止便秘和痔疮的发生。

便秘了，两个穴位常按按

有人提出自己的困惑：“我工作很忙，早晨时间紧迫，有便意常常忍着，时间久了连排便的感觉也没了。”这可能是长期压抑便意，使直肠感觉神经变迟钝而引起的便秘。有便意就要及时排便，不能忍着。

经常用手指指面向下按压或作圈状按摩支沟穴（手背腕横纹正中上 3 寸处）和大肠俞穴（第四腰椎棘突下向外约 1.5 寸处）两个穴位，能帮助刺激肠胃蠕动，消除便秘。

有痔疮，锻炼带个小坐垫

老年人常常久坐聊天、下棋、晒太阳等，运动量极少。肠道蠕动缓慢，易产生便秘，进一步压迫直肠末端血管，加重痔疮的发生和发展。老年人可打打太极拳，促进血液循环，使人活力充沛、心情愉悦，对预防痔疮有积极功效。

很多老人喜欢到公园消遣，累了就在石凳上休息，而这些石质椅凳大都露天，露打雨淋含水分较多，表面看上去是干燥的，其实内含很大潮气。在上面坐久了，会诱发或加重痔疮。所以有痔疮的老人到公园晨练、休憩时，最好自带小坐垫或者小板凳。

痔疮初期，老年人或患有内科病患的人应尽快选择安全、快速有效的药品及早治疗。如果是外痔可使用乳膏外敷治疗。一般来说，肛门周围皮肤瘙痒、干裂、肿痛时，选用油膏比较合适。出血、坠胀等症状的内痔可选用肛门栓剂。需要注意的是：含有类固醇衍生物的药物，如人工麝香、人工牛黄、熊胆等成分的药物，可在急性期缓解症状，不应长期使用和作预防性使用。

有痔疮，中药抹一抹

痔疮可以分为四个时期：第一期的时候，患者没什么痛苦，但是会便血，肛门处会发痒；第二期的时候，肛门就会出现脱垂现象；第三期和第四期的时候，症状就非常严重了。

如果您的痔疮还处于第一期，但又不好意思上医院，那就试试这个小验方：硫黄、雄黄各 10 克，樟脑 3 克，麻油适量。把硫黄、雄黄和樟脑研成细末，用麻油调匀。每天晚上睡觉前和早上起床后，把肛门外洗干净，早晚各搽一次即可。在搽洗的时候，最好再配合做提肛运动。

如果您的痔疮已经发展到第二期以后，还是应及时到医院手术治疗。

有痔疮，葱白煮水来治疗

用葱白煮汤后熏洗痔疮是一个缓解痛苦的好办法。葱白辛温，《本草纲目》记载："葱，所治之症，多属太阴、阳明，皆取其发散通气之功。通气故能解毒。"这说明，葱白可以很好地治疗血瘀之病，对痔疮很有疗效。

萝卜汁也有同样的效果。将生萝卜捣碎，煎浓汤，熏洗患处，每天 1~2 次。中医认为萝卜有清热顺气、消肿散瘀的功能，萝卜含有能诱导人体自身产生干扰素的多种微量元素，可增强机体免疫力。

急性痔疮试试放血拔罐

/钟伟泉 广东省佛山市中医院针灸科副主任医师

对于急性发作的痔疮出血、便秘、肛门坠痛等症状，中医的刺络放血疗法有很好的治疗效果，一般经过1～2次的刺络放血治疗后，患者的症状会大为缓解，是一种疗效显著的保守疗法，痔疮患者不妨一试。

由于长期长痔疮，毒素在肠内蓄积，患者多为实证、热证，而中医的刺络放血本身就是针对实证、热证患者的一类极富中医特色的疗法，尤其是急性发作的疼痛，放血疗法常常有立竿见影、标本兼治的功效。

刺络放血多选择人体背面膀胱经循行的穴位，如承山、委阳、白环俞、大肠俞等，用三棱针快速点刺这些穴位的血管部位，放出5～8毫升的血液，开始时流出的血液为瘀黑色，热随血泄后，出血逐渐转为鲜红色，出血会随之减少并自行凝住，最后停止出血。

点刺放血后还可在放血部位进行拔罐治疗，以拔毒祛湿，疏通经络。膀胱经是人体最大的排毒通道，刺络放血疗法是典型的泻法，在膀胱经上选取穴位放出一点血可把下焦蕴积的毒素排出体外，使下焦经脉通畅，“通则不痛”，可以达到止痛、通便的功效。

治疗痔疮的外用药，常见的有消炎栓、止痛栓等。每天应涂抹1～3次，不仅在便后要抹1次，病情严重者在便前也要抹1次，以保护肛肠。

还可以采用中药熏疗，药物主要有马齿苋、白芷、蝉蜕等。熏疗时，一天要用一包药熬水，坐浴时水温不能太高，不能烫。建议每天早、晚各洗1次，每次以5分钟为宜。

治痔疮：多方调理少手术

/ 邓高月　解放军 305 医院普外科主任医师

患了痔疮该怎么办呢？除了到医院接受手术，还有没有别的办法？其实，只要避免急性发作，然后通过多方面调理，完全可以免受痔疮的困扰，不用手术。

一是饮食调理：多吃蔬菜，避免辛辣食物。这是最有效地防止痔疮急性发作的措施。

二是习惯调理：养成良好的排便习惯，定时排便，不要久蹲，注意卫生。排便习惯的养成依靠合理的饮食，多吃蔬菜有助于养成每天 1 ~ 2 次的排便习惯，多数人排便是在早晨起床后或早餐后，因为这时肠道会产生强大的蠕动将粪便送到直肠，引起排便反射。相反，少吃或不吃蔬菜则会使大便量减少，不成规律，时时想大便，上厕所后大便量很少，甚至根本无大便，结果造成大便次数多，如厕时间长，大便费力，这样就会形成或加重痔疮，引起痔疮急性发作。此外，排便后要注意肛门的卫生，保持清洁，有条件时便后应清洗或坐浴。

三是运动调理：长期卧床、久坐、久站、活动减少时容易便秘，因此也容易得痔疮。因为在这些情况下肠蠕动慢，肛门松弛，肛门部的静脉容易瘀血而形成痔疮。而运动有助于增强肠蠕动，同时使肛门括约肌呈收缩与松弛的交替运动。因此，适当的运动不仅有利于预防痔疮，对已形成的痔疮能防止其急性发作。

四是药物调理：痔疮急性发作时需要用药物，主要用外用药进行调理，关键是要用药得当。使用痔疮膏的正确方法是：便后洗净手指和肛门，如有条件温水坐浴更好，吸干局部的水。先将药膏挤在手指上，然后再用手指轻轻地将药膏均匀地抹在痔疮的表面及周围，起到止血止痛、消除水肿的作用。要注意将手指伸入到肛门内少许，使痔核的上缘及整个肛管的一周都有药膏，用药后再洗净手。

第四章 糖尿病：并非是一种时尚

糖尿病是一组以高血糖为特征的代谢性疾病。高血糖则是由于胰岛素分泌缺陷或其生物作用受损，或两者兼有引起。糖尿病患者长期存在的高血糖，导致各种组织，特别是眼、肾、心脏、血管、神经慢性损害和功能障碍。

从生活细节判断糖尿病

/ 李全民 解放军火箭军总医院内分泌科主任

中国糖尿病患病已经呈现低龄化趋势。据以往资料显示，中国人 40 岁之后糖尿病患病率会急剧增长，但新的糖尿病调查发现，这个拐点提前到 30 岁，30 岁以后糖尿病患病率就开始急剧增长，说明糖尿病患者越来越年轻化。

糖尿病不能根治，但可以预防；如能有效控制病情，患者工作和生活都不会受到影响。要重视糖尿病的早期发现，出现口渴、尿急、多吃这些信号要及时去医院检查。不过，鉴于几乎一半的糖尿病患者没有任何症状，因此无论年龄大小、身体胖瘦，任何人都要重视每年的健康体检。尤其应当注意以下细节：

手脚经常麻木．这是由于神经系统的一些改变引起的状况，也是糖尿病的先期表现。

口干、多尿：吃饭比原来多，喝水比原来多，但体力并不好，即便是吃得多，还是感觉很饿，即便是喝很多水，还是常常感到渴。小便的次数增加，特别是夜尿的次数增加，本来不用起夜的，突然晚上要起来小便好几次。

有糖尿病家族史：糖尿病家族史的遗传因素还是非常明显的，所以，家里曾有人患 过糖尿病的要特别当心，平时注意饮食并且定期做检查。

性功能障碍：男性有ED（勃起功能障碍）状况。

肥胖：肥胖人群是糖尿病的易感人群，体重超标的人最好每年都到医院做相关的检查。肥胖人群还需要特别关注身体出现的细微变化，这些变化很有可能就是身体出现问题的信号。有的小胖墩十几岁就患有糖尿病了，糖尿病可不是成年人的“专利”。

短期内体重急剧下降：如果体重急剧下降，千万别暗自庆幸是减肥成功了，有可能是糖尿病在作怪。

耳朵痒、耳垢增多：别小看耳朵痒、耳垢增多这些看似平常的小症状，它们可能是糖尿病的预警信号。常常觉得耳朵痒，很可能是耳垢中的葡萄糖含量过高在作祟。糖尿病患者耳朵的耵聍腺和皮脂腺的分泌能力比正常人旺盛，所以在分泌时会耳痒，形成过多的耳垢。一般健康人的耳垢中不含葡萄糖或含量甚微，而糖尿病患者的耳垢含糖量则相对较高。因此，如果常常感到耳痒，且耳垢明显增多时，就要警惕糖尿病是否已经发生了。

咽喉痛、口腔溃疡：血糖升高会导致口腔内微循环受损，修复能力变差，肌体免疫力下降，易受细菌感染。就好像常温下放置一瓶清水不容易变质，但一瓶糖水开盖后很容易变质，因为糖水中的糖为细菌生长提供了条件。经常发生各种感染：如手癣、脚癣经常发生；皮肤经常发生各种各样的炎症；经常出现牙龈红肿、牙周组织水肿、牙齿松动等牙齿口腔疾病，除了看牙科，别忘了去测血糖。

看不清、视力时好时坏：突然发生视力下降，看东西很模糊，这是由于眼睛晶体曲度的变化引起的，很有可能是糖尿病的先期症状。血糖升高会引起眼部防水渗透压的改变，进而影响眼睛晶状体和屈光度都发生变化。在病变早期，患者会发觉时常看不清东西，尤其是阅读或开车时明显感到视力下降，并且视力时好时坏反复发作。不及时治疗可能引发视网膜出血，患者会感到眼前好像被一块东西遮挡。几次之后，视力更加模糊，增加失明的危险。

糖尿病爱找“夜猫子”

／成志锋 哈尔滨医科大学附属第四医院内分泌科主任

来门诊看糖尿病的患者是越来越年轻了，他们都有个共有的嗜好：晚上不睡，早上不起，原因是五花八门。他们早上起不来床，也就不吃早餐了。

年轻人都向往无拘无束的生活，不上班的时候，就泡在网上，也有人有通宵上网的经历。说实话，玩得很爽，但眼睛和心脏会不时提出抗议，让人心有余悸。在熬夜后的第二天，最好赖床来补偿身体，然而，此时又亏欠了胃。

经常熬夜对身体的伤害可不仅仅是黑眼圈和困倦，时间长了还会导致“精神压力”大，进而引起内分泌失调。

同时，熬夜无形中增加了脑力的消耗，就相当于不断地减少了体力劳动，减少了脂肪消耗的机会。因此，常熬夜的人还会有突然“长胖”的经历。加上熬夜之后，“节省了”第二天的早餐，打破了身体的规律，就爱惹上糖尿病。

美国一项调查显示：平均每晚睡眠时间不足6小时的人比每天睡足6小时者，发生空腹血糖受损的概率多4.56倍，进而增加2型糖尿病的风险。

和其他人相比，有糖尿病家族史的人风险更高，从临床上看，一般经常熬夜三个月至半年左右，内分泌失调就会表现出来，因此，防治糖尿病，最好不熬夜，早睡早起，给精神放“大假”。

吸烟者更易患糖尿病

/周迎生 北京医院内分泌科主任，博士

几乎所有人都知道吸烟会引发呼吸道疾病，但是关于吸烟和糖尿病的关系却很少有人提及。近年来，一些研究不断证明，吸烟的人群更容易患上糖尿病。

日本大阪大学研究小组在《国际医药年报》中指出，一项对1300名35～45岁男性患者的研究发现，每天吸烟超过30支的被测者比不吸烟者患糖尿病的可能性高4倍；每天吸烟在20～30支的被测者比不吸烟者患糖尿病的可能性高3倍；而每天吸烟在20支以下的被测者也比不吸烟者患糖尿病的可能性高88%。

吸烟会增加患糖尿病危险的说法，也逐渐被各国的医学专家所认同。以前医生都提醒糖尿病患者要戒烟，因为吸烟会加速糖尿病并发症的发生和发展，但现在看来，这个提醒有些滞后。因为吸烟是导致糖尿病的不良因素之一，它会造成血脂代谢紊乱，交感神经兴奋，因此对健康人的血糖也有一定影响，长期在吸烟的刺激下，不可避免增加了患糖尿病的风险。美国伯明翰的一家医学研究中心的研究，已经用数字解释了吸烟引发糖尿病的原因，22%的吸烟者产生了葡萄糖耐量异常的表现，这被认为是糖尿病的先兆。另外，吸烟会引起高血压、血脂异常、精神紧张等，这又在一定程度上与糖尿病的发生有重合之处。

对此，医生建议，吸烟人群应该尽早戒烟，如果暂时戒不了烟，即使没有糖尿病，也应该定期查糖代谢的情况：40岁以下的吸烟者，每1～2年查一次，如果有肥胖、糖尿病家族史等糖尿病的危险因素，应每年查一次；40岁以上的吸烟者，每年至少查一次，如果有高血压、血脂异常等病症者则应每半年查一次。

工作狂成糖尿病新宠

/李文慧 北京协和医院内分泌科副主任医师

吃饭的时间到了，但工作还没完成，饭可以不吃但工作不能不完成；和朋友约好了去健身，可是周末却要加班；熬夜工作，总是有咖啡和香烟的陪伴……如果您有这样的情况，那您就是一个标准的工作狂，也最容易成为糖尿病的新宠。

现代人，尤其是大城市的上班族，工作负荷大、工作压力大，导致很多人为了工作而忽略了正常的生活规律，同时也增加了患糖尿病的风险。

导致糖尿病的危险因素很多，如糖尿病家族史、不良的饮食习惯、体力活动减少、肥胖、大量饮酒、精神紧张等。而工作压力大的人易患糖尿病，首先是由于精神长期高度紧张，造成肾上腺素分泌过多，从而引起血糖、血压的持续增高。其他的危险因素在工作压力大的人身上也经常能找到，大大增加了他们患糖尿病的危险。

其次，感觉工作压力大的人，往往是工作狂，他们把吃饭、休息、健身的时间都贡献给了工作。如果错过了吃饭时间，就会在后面的加餐中摄入过多的热量，导致血糖、血脂、激素水平突然增高，饭后又缺乏运动，血糖可能到第二天都难以降到正常水平。长此以往，糖尿病当然会不请自来。

虽然有时候工作压力大是不可避免的，但工作狂可以见缝插针地运动和保证正常的饮食规律，尽量降低患糖尿病的风险。例如，在上班前准备一盒新鲜的蔬菜水果拼盘或一袋牛奶、酸奶等食品，以防工作起来没时间吃饭时食用。没时间运动的人可以在乘公交车上班时少坐一会，多站几站，也可以少乘几层电梯，多爬楼梯。对于有大量吸烟或饮酒习惯的工作狂，应尽量减少吸烟数和饮酒量，这样可以最大限度地降低糖尿病的发生。

糖友坐飞机先查眼底

/祝开思 解放军305医院内分泌科主任，副主任医师

每到假期临近，旅游探亲是节日的主要“内容”，糖友在乘飞机前除了合理调整血糖外，最好查查眼底，以防压力变化引起眼底出血。

在糖尿病的众多并发症中，眼底病变隐藏较深，不易被患者察觉，到眼底病变二期，视网膜内的血管浸泡在“糖水”中，血管壁非常脆弱，稍稍有外力就很容易造成血管破裂。飞机起飞降落，气压骤变及气流导致颠簸时，人体会出现一定程度的重力和加速度作用的变化，在这种压力下，容易诱发眼底出血。同时，在乘机前由于搬动行李，可能已经让血管遭受过一次压力的冲击，管壁出现轻微“裂缝”，患者并没有感觉，乘机后在压力的又一次冲击下，出现眼底出血的可能性较大。

糖尿病患者在准备乘机前最好做一次眼底造影检查，做到心中有数，如果病变在二期以上，即眼睛出现黑影、有小飞虫似的东西等，最好选择乘火车外出。此外，如果近期出现了酮症酸中毒或冠心病等并发症，就不要外出了。对于眼底病变早期的糖友，要养成随身携带血糖仪和降糖药物的习惯，在乘机前别怕麻烦，最好先测一下自己的血糖水平，适时使用降糖药物，使血糖保持在正常的水平，避免出现意外。同时，尽量不要搬动较重的行李等。

当然，眼底病变的“源头”是血糖波动，因此，将血糖控制在合理的范围是保证乘机安全的“通行证”。在准备外出的前一两个月内，糖友要格外注意血糖的控制，增加检测血糖的次数，及时调整药量。注意不要用眼过度，也可以吃一些明目护眼的食物，如猪肝、胡萝卜等。

防糖：男主外、女主内

／郭晓蕙 北京大学第一医院内分泌科主任医师，教授

男人酒桌管住酒，女人饭桌管住油

内外有别：在饭桌、酒桌上，男人要“聪明地吃，适宜地喝”，给在座的人树立一个健康饮食观的好榜样；女人则要管理好自家的小油壶、限盐勺和小酒杯，每顿都能吃清淡。

专家说法：肉类中水产品最优，禽类次之，然后是牛、羊、狗、兔等。酒应适量饮用，每天可喝啤酒 400 毫升左右，干红 100 毫升左右，38° 以下的白酒 50 毫升左右。

每天油脂摄入量，每千克体重维持 1 ～ 2 克就可以了。比如体重 60 千克的人，每天需要油脂 20 ～ 60 克就足够了。世界卫生组织建议成人每日摄入盐量应不超过 6 克。

借鉴几招：北京协和医院糖尿病中心主任向红丁喝酒从不贪杯，多选没有糖的干红干白。

男人运动管计划，女人运动管监督

内外有别：男人在工作之余要给全家人制订不同的健身计划，但每个人的情况不同，所以要动动脑筋，借出去玩的机会增加点花样，让孩子多跑几圈，妻子和老人多走一走；而女人则在锅碗瓢盆后监督家里人改掉饭后躺在沙发上看电视、玩起电脑不想动的不良生活方式。

专家说法：运动计划可以非常简单，散步、走楼梯、打半小时球、踢 40 分钟毽子，都是不错的选择，最好的还是徒步走。

芬兰有个研究显示：锻炼量大的人，每周锻炼 4 个小时，每天锻炼 35 分钟，患上糖尿病的可能性会降低 80%，因为运动能够帮助人体更有效率地利用胰岛素。

借鉴几招：火箭军总医院内分泌科主任李全民休息时就在跑步机上快走 20 分钟。北京市科学健身专家讲师团秘书长赵之心每天下班后，都进行 1 个小时的甩开膀子大步走的锻炼。

男人监测管项目，女人监测管细节

内外有别：男人在外拼事业，为的还是这个家，因此，家里人的身体健康牵动着他们的神经，给家里人预订年终体检项目是男人脑袋里的大事，包括常规体检及老人、孩子、妻子不同群体的其他疾病筛查。女人则更关注生活，在不经意时给大家量量腰围、测测体重，看看双脚，检查鞋子合适不合适，甚至会轻轻地问一句：今天的大便正常吗？

专家说法：腰围和体重都跟糖尿病成正比关系，腰围越大或身体越重越胖，得糖尿病的概率越高。中国女性正常腰围应小于 80 厘米，也就是 2.4 市尺，男性正常腰围要小于 90 厘米，也就是 2.7 市尺。

借鉴几招：广州体育大学运动教研室主任王姝玉在自己家里备着电子秤，洗澡前会测量体重等健康指数。东南大学中大医院内分泌科主任金晖给母亲买穿着很舒服的糖尿病患者专用鞋。

糖尿病患者：小心牙病能要命

/段宇 江苏省人民医院内分泌科副主任医师，副教授

糖尿病患者容易患上牙病，但如果小小的牙病没有及时控制，却可能导致危害遍及全身，甚至发生生命危险。

小小的牙病，竟有如此大的杀伤力？很多患者常轻视牙病，实际上，牙病，特别是牙龈炎，可使细菌进入血液和活动细胞，产生对身体有破坏作用的炎症生物信号，在胰腺中，与胰岛素分泌（血糖）有关的细胞就会受到破坏。一旦这种现象发生，会引起血糖波动——血糖控制不好，各种并发症就会找上门来。

更重要的是，美国糖尿病、消化性疾病和肾病研究所一项历时 10 年的研究发现，小小的牙病，还可能对糖尿病患者造成生命危险。他们发现，有重度牙龈疾病的糖尿病患者，死于心脏病或肾衰的可能性会增加 2 倍。

因此，良好的口腔卫生对糖尿病患者的身体健康尤其重要。糖尿病患者除了控制好血糖，将糖化血红蛋白控制在 6.5 以下，还要正确刷牙和用牙线清洁牙齿，并每隔半年找牙科医生进行定期检查。如果是戴假牙的糖尿病患者，一定要每天取下假牙认真清洁。

糖友在进行牙科手术时，应及时将糖尿病史、病情变化和所服用的药物告诉牙科医生，并且在体检前进行特别预约，以便牙科医生根据糖尿病患者的具体情况准备设备。如果血糖控制得不好，必须将不着急的牙科手术推迟。

控制病情牢记一、五、十

/迟家敏 北京医院内分泌科主任医师

除了血糖，糖尿病患者需要监测的项目还有很多，如血压、血脂等，对于这些，有的患者很难把握，有时候记得监测这项又忘了监测另一项。究竟如何全面控制好自己的病情呢？归纳起来就是做到“糖尿病的一、五、十”防治措施。

“一”是指治疗目标，即全面控制糖尿病的病情。对产生并发症的危险因素进行全面干预，包括控制血糖、调节异常血脂、纠正高血压，肥胖者要降低体重戒烟限酒、降低血液高凝状态，以减少胰岛素抵抗等。

“五”是指糖尿病治疗的五大措施，即对糖尿病知识的学习、饮食调节、适当运动、降糖药物选择和病情监测。

“十”是指病情观察的十大指标，即血压、体重、血糖、尿蛋白、糖化血红蛋白、血脂、血乳酸、眼底、心电图及胸部 X 光检查。

糖尿病患者的具体监测计划如下：至少每月测量一次血压、体重、空腹或餐后血糖及尿常规；每 6 ~ 12 个月测定一次尿微量白蛋白排泄率，以便早期发现对肾脏的损害；每 3 ~ 6 个月测定一次糖化血红蛋白（要将该指标控制在 6.5 以下）、血清糖化白蛋白（反映 1 个月内的血糖平均水平的指标）、血脂、肝、肾功能；每年检查一次眼底，心电图、X 光胸部检查。另外，服用双胍类药物的糖尿病患者尤其是老年患者，应该每 3 ~ 6 个月测定一次血乳酸浓度，以防高乳酸血症和乳酸性酸中毒。必要时应检查肢体血流图、神经传导速度、皮肤微循环、颈动脉血管内 – 中膜的厚度等。

病情加重有征兆

/李全民 解放军火箭军总医院内分泌科主任

有时糖尿病在外表上看似风平浪静，很可能真实的病情已经不容乐观了。下面几个情况就是病情进展的踪迹。

血糖波动反复

血糖波动大或者居高不下的患者，哪怕是刚发现患病的患者，他的病情都已较重。而无论是高血糖还是低血糖，都不能有大起大落。血糖曲线能像沙丘一样平缓过渡，是患者降糖的最佳状态了。

发生反复感染

如果女性患者感觉最近总是出现阴道炎症或者尿路感染，或是患者总是出现牙龈出血、肿痛等牙周感染，说明其血糖控制得并不好。血糖控制不好就容易诱发各种感染，而这些感染同样也会加重糖尿病，使血糖紊乱。

突发急性并发症

有时患者突然发生糖尿病酮症昏迷，即使有惊无险，也不能大意。因为这已经在提醒您，您的病情有了加重的趋势。

慢性并发症出现

一旦有了眼底病变、肾病等慢性并发症的出现，糖尿病的病程也就进入了中晚期。此时，仅凭一种降糖药是不行的，要联合用药或者要使用胰岛素了。

复诊，你做对了吗？

/魏平 第三军医大学西南医院内分泌科副主任，教授

糖尿病不是看一次就能好的，每次医生总会嘱咐患者多久之后来复诊，检查是否出现并发症。

糖尿病患者别小看每一次的复诊，它其实是一次检验并发症的大筛查。

该做的检查都要做

复诊时，医生还会要求患者做一些检查，甚至是上次刚来查过，这次又要再查。有些怕花钱的患者，就会忽略掉该做的检查，拿了药就走人。

的确，做这些检查不能治病，但是，可以确认患者现在的病情和以前的诊断是否有出入，只有明确了诊断方向才能正确治疗。虽然开的药是治病的关键，但是，看病只肯花钱买药，不肯花钱检查、化验，结果有可能导致吃药不对症，最终只能害自己。

带病历，列清单

有时来复诊，正好赶上经常给自己看病的医生临时有事不在，那么就需要患者复诊时带上自己的病历本和以前所吃药物的简略清单，包括药物名称、剂量等，以防不熟悉自己病情的医生开错药或漏开药。

不必都挂专家号

如果是常规性的复诊开药，患者就没有必要挤破头去挂专家号，选择一位普通的糖尿病专科医生就可以。

但如果患者是首次就诊或出现特殊情况时（如糖尿病治疗方案的制订以及药物的调整等），还是要选择一位有经验的专家才行。

糖尿病患者运动有讲究

/祝开思 解放军305医院内分泌科主任
/冯建萍 北京同仁医院内分泌科主任医师
/方新红 南京东南大学附属中大医院内分泌科主管护师

糖友吃点东西再运动

对于在运动中容易发生低血糖的患者，最好吃点东西再运动。

糖尿病最忌讳血糖波动，发生低血糖后补充糖分，虽然及时纠正了低血糖，但血糖已经发生了波动，对糖尿病的控制有一定的不利影响。而运动前适量补充一些碳水化合物或者喝一瓶牛奶，既避免了低血糖的发生，又稳定了血糖。

眼底病变运动悠着点

糖尿病眼底病变患者在运动中要特别注意力度的把握，在运动前最好做做伸展运动，避免视网膜脱落。

在糖尿病的中晚期，患者大都会出现眼底的并发症，视网膜上的毛细血管壁脆弱，运动时突然用力会造成血压一过性升高，增加视网膜上的压力，引起视网膜脱落，严重时甚至会造成失明。同时，血管壁破裂还会造成眼底出血。而伸展运动，如踢踢腿、拉拉胯，活动一下各个关节和肌肉群，10分钟左右，可以让毛细血管逐步适应血压的升高，让视网膜的受力有个缓冲过程，从而避开视网膜脱离的诱因。

每分钟快走120步

每分钟快步行走120步，坚持30 ~ 40分钟，这是北京天坛医院内分泌科为糖尿病患者设计出的运动处方。这一运动一般在饭后半小时进行。进行快步走之前必须先测血糖。

这一运动处方主要是为防止患者饭后血糖升高，它能有效促进血糖代谢。经过天坛医院内分泌病房的医生和护士测定，有效运动后患者的血糖明显降低。该运动一般适宜无心肺合并症的患者，但在进行前必须先由医生护士进行综合评估，以确定能否进行该运动。

一分钟快步走路 120 步，听起来容易，但做起来可不是那么简单，患者要一边走一边计算步数，以保证运动的有效性和准确性。

需要注意的是，这一运动虽然对糖尿病患者非常有利，但因为运动量较大，患者必须在医生的指导下进行。在运动过程中，如果出现体力不支、呼吸困难、心跳加快等情况，一定要停下来 休息，并要预防低血糖的发生。

运动间歇不应超过 4 天

运动治疗糖尿病要持之以恒，但是怎样运动，效果才最佳呢？一般认为，运动间歇超过 3 ～ 4 天，运动的效果及蓄积作用将减小，难以产生疗效，对辅助治疗糖尿病效果甚微，因此运动锻炼不应间断太长。

要达到最佳的运动效果，每周进行 3 ～ 5 次运动锻炼较为适宜，时间间隔可根据每次运动量的大小而定。如果运动量较大，间歇宜稍长；如果运动量较小，且身体条件较好，运动后又不疲劳，可坚持每天运动。

这个时间频率对上班族来说，可能有些“奢侈”，一周拿不出这么多时间来运动。实际上，可以将运动巧妙地贯穿于生活和工作中，不必每天拿出固定的时间来锻炼。如早晨起来，可以边听新闻边蹬健身车；骑自行车上班或步行前往，放弃坐车或骑助力车；也可从公交车上早下来一站，步行上班或步行回家。这样运动一举两得，既能节省时间，又能起到辅助治疗糖尿病的效果。

对于刚开始运动的患者，还可以设定短期目标，如前两个星期每天步行 10 分钟，当达到这一目标后，可以再确定一个新目标，稍微加大运动量。

降糖“新药”也有真假

/张家庆 中国中西医结合学会糖尿病专业委员会会员，教授

对于糖尿病患者来说，“终身服药”就像是压在自己身上的一座大山，只要每天还在吃药，就总在提醒自己是个病人，不可能再轻松起来。“是药三分毒”，这些药还得吃一辈子，怎么不令人揪心？还有，沉重的经济负担也叫人直不起腰来。于是，“根治”“无副作用的纯中药”等字眼就特别吸引他们的注意。然而，所谓“纯中药”真的能根治糖尿病吗？

一些不法厂商为了使自己的“纯中药”疗效更加显而易见，偷偷地加入了廉价的优降糖（通用名为格列本脲）、降糖灵等西药，也就出现了挂羊头卖狗肉的一幕。这些西药几分钱一片，而他们的药卖几元、十几元钱一片，真正是一本万利。但是，患者在不明真相的情况下，如果同时服用含有相似成分的西药，两者累加，就很容易因药物过量而发生低血糖或者乳酸性酸中毒，甚至危及生命。

下面介绍几种方法来辨别真假降糖药。

假药更爱“傍权威”

贩卖假药者自然知道自己的东西没办法治病，毕竟心虚，于是特别喜欢“拉大旗作虎皮”，什么“诺贝尔奖得主”“得世界××金奖”“经 FDA 认证”等字眼频频出现，动辄就是某某资深专家、终身教授，甚至盗用军队、研究所的名义欺骗消费者。实际上，很多宣传的所谓“世界大奖”根本就是子虚乌有，普通老百姓也很难认定那些“专家”“教授”的真实身份。而国家早就禁止军队医疗机构以军队名义做广告，所以凡是以军队医疗机构名义做的广告都是假的。

网上买药靠不住

目前网上监管有很大难度，网络已经成为不法商家非法宣传的重灾区，对于这些见不到面的“专家”“教授”的建议，还是不信为好。有些产品进行了“买

三送一”等促销，看来是便宜了，其实都是靠不住的，真正的药不会用这种促销手法。

吹得越神越可疑

为了让患者动心，虚假宣传往往会做出根本不可能实现的承诺，或者生套一些高科技词汇，如什么“毒糖”“小体”等，给人一种“神秘”“尖端”的感觉，其实都是骗人的。如果遇到宣称“能根治”“不吃药不打针”“不用终生服药”“不用控制饮食”“修复基因”“修复胰岛”“纳米技术”等字眼的宣传，千万别轻信。

细查药品身份证

由于食品、保健品的审批比药品宽松，很多产品拿到的是食品、保健品的批号，而保健品是不能治病的。如果是有正规生产批号的产品，您最好在广告上或包装盒上仔细查找批准号，如为“健”字或“食”字产品，则不属于药品。

小道消息坚决不信

现在我国对医药广告实行审批制度，但难以监管的，是不法商家自己印制、在街头散发的小报、传单。这些非法印刷品往往冠以“中国糖尿病专刊”“老年健康报”等看似很大的名头，由于没有监管，里面的内容天花乱坠，想怎么吹就怎么吹。对这些东西，一概不要相信。最后要说明，辨别真假药，最好是去专业的网站查询药品相关信息或者是咨询专业的人士。

查六样，发现并发症

/卫兰香 北京西苑医院内分泌科副主任医师

发现糖尿病眼病

初步检查：去眼科查视力、扩瞳查眼底看正常否。

进一步检查：眼底病变可疑者或有增殖前期者，应进一步做眼底荧光造影。

发现并发冠心病

初步检查：查标准12导联心电图、卧位和立位血压是否正常。

进一步检查：怀疑有心血管病变的患者，检查心脏超声、24小时动态心电图和24小时血压监测。

发现糖尿病肾病

初步检查：看尿常规、尿镜检、24小时尿白蛋白定量或尿白蛋白与肌酐比值、血肌酐和尿素氮是否正常。

进一步检查：有肾脏病变的患者，可进行肌酐清除率测定。

发现糖尿病神经病变

初步检查：看四肢腱反射、立卧位血压、音叉振动觉或尼龙丝触觉是否正常。

进一步检查：怀疑有神经病变，应进行神经传导速度测定、痛觉阈值测定等。

发现糖尿病足病

初步检查：看足背动脉、胫后动脉搏动情况和缺血表现如皮肤色泽，是否有破溃、溃疡、真菌感染等。

进一步检查：有下肢缺血情况的患者，可进行多普勒超声检查、血流测定、肱动脉与足背动脉血压比值的检测。

发现化验指标异常

检查血脂（总胆固醇、甘油三酯等）、尿酸、电解质、肝功能等，以明确是否有高脂血症、高尿酸等。

完成并发症筛查后，对于无并发症的2型糖尿病患者，应每年筛查1次，1型糖尿病患者3 ~ 5年后应每年筛查1次。

控饮食稳住前四周

/魏子孝 中国中医科学院西苑医院，主任医师

就像跑 800 米时遇到的瓶颈期，让爱吃东西的糖友拒绝“最后一口”食物是很艰难的。

其实，只要坚持过了前三四周，就能够自主控制饮食了。

大的食量把胃也撑得很大，强制食量下降并保持一段时间（一般需要四周左右），胃口自然会缩小。推荐糖尿病患者多摄入五谷杂粮，因为五谷杂粮比精米精面消化得慢。食量控制不能像老牛拉慢车一样，一口一口地少吃，而必须从最开始就要实行严格控制。

按照如此严格的量，在下一餐前，患者常常会有饥饿到出虚汗的程度，为避免这样的情况，患者就需要及时补充一两口食物，以便顺延到下一餐。

五谷杂粮不可能一顿饭都吃全，但尽量能包括红豆、绿豆、黑豆等各种豆类和玉米、荞麦等谷物类。或者可以把谷类和豆类的食物按比例和在一起焖成米饭或做成饼。

糖尿病患者开始控制饮食时，第一周最为艰难，此时的锻炼量要比平时减少一些，以免饥饿感来得更快。等到三四周之后饮食控制正常了，再适当增加一些锻炼量。

需要注意的是，控制饮食期间，患者更要注重饮食营养的搭配，最好能在专科医生或护士的指导下进食。

糖友别怕吃水果

/许钰麒 国家高级营养师

面对一块美味的冰西瓜，糖友总是很为难：不吃，这大热天的，抵不住诱惑；吃，又怕水果太甜，有些人都被糖尿病给吓怕了，水果碰都不敢碰。其实，只要合理地吃，糖尿病患者完全可以吃任何水果。

那么，怎样吃才是合理呢？

要点一：少量多次

糖，说白了就是碳水化合物。那么水果中的碳水化物到底高不高呢？以白米饭为参考，根据《中国食物成分表》，100克白米饭的碳水化合物含量是26.2克，而一般的水果，雪梨（20.2克）还算高的，而像红富士（11.7克）、蜜桃（9.8克）、李子（8.7克）、葡萄（10.3克），还有柑橘（11.9克），它们的碳水化物含量都要远低于白米饭。也就是说，如果你不怕吃饭，就不需要害怕吃水果了。

就消化速度而言，水果中的糖（大多数是单糖和双糖）要比白米饭中的糖（主要是淀粉）消化快得多。而且水果也比较容易吃多，有时一个人能吃一整个西瓜。因此，糖尿病患者吃水果是必须要控制量的，可以一次吃半个梨、半个苹果或一片西瓜。连皮吃，或者吃西瓜时多吃点白瓤会更好。一天吃3～4次都是没问题的。饭后1小时吃比饭前空腹吃好，因为饭后吃能延缓水果的消化。

要点二：选纤维多的

除了碳水化合物含量低的，还要保证让糖进入血液的速度慢一点，这个是比较重要的。这样，机体有时间去反应，就能保证血中的糖浓度不会太高，也就不会出现问题了。而这类食物的特点就是含有比较多的纤维素。为什么要建议糖尿病患者吃粗粮，就是因为粗粮中含有比较多的纤维，能达到这个效果。

其实，相对于白米饭，水果中的纤维含量还算是高的，比如，100克白米饭纤维含量是 0.4 克，而鳄梨是 2.1 克，红富士 2.1 克，蜜桃 0.8 克，李子 0.9 克，葡萄 0.4 克，柑橘 0.4 克，都远高于白米饭。

尽量选择含碳水化合物少、纤维多的水果，这些水果有：苹果、鳄梨、李子、梅子、杏、石榴、桑葚、猕猴桃、草莓、橙子、橘子、菠萝、芒果、木瓜、杨梅、枇杷、香瓜、西瓜、柠檬；其中橙子、柠檬、柚子等，因为果胶含量高，所以适当多吃点问题不大。

而果脯类，果肉干类，比如葡萄干、桂圆肉之类的，糖分含量实在太高了，吃一颗尝尝不要紧，可千万别当零食吃，当然如果把这些东西做到其他食物里，比如杂粮饼里，还是可以吃的。最后还要加个提醒：即使少量多次且选择了碳水化物少的水果，也应该注意自身的血糖波动，如果波动幅度较大，应立即停止食用。

吃得越杂，控糖越好

/卞华伟 广东中山大学附属第三医院营养科副主任
/陈伟 北京协和医院肠外肠内营养科营养师

听几场营养讲座，感觉自己真成半个专家了，但放下本子，掂起炒勺，还是不会做饭，这着实让糖尿病患者犯愁。的确，给糖尿病患者配餐可是个技术活儿，不是谁都能信手拈来的。不信，听听专家怎么说。

一天要吃二十种食物?

糖尿病患者饮食要坚持三个原则——荤素搭配、干稀搭配、粗细搭配，总热量不要高，吃够20样（包括油盐酱醋、主食、水果、蔬菜等），营养才能跟上，而且血糖也不会很高。

听说吃柚子能降糖?

没有哪一种食物是降糖的，所有的食物吃进肚里，都会被消化吸收，引起血糖升高，只不过有速度快慢而已。

人体对食物中的碳水化合物、脂肪、蛋白质消化吸收利用的速度是不一样的，针对某个人而言，有些食物更容易升糖，有些食物比较不容易升糖。笼统来讲，食物种类摄入越多，它们在肠道中通过的时间也会相对复杂，升糖速度相应也比单吃某一种食物更慢些。

所以，一顿饭不要只吃某一种食物，即使认为是血糖指数较低的食物，如果只吃这一种，吃得过量，对控制血糖也没好处。

土豆淀粉含得多，升糖快，是不是不能吃?

其实，同一食物在不同的烹调方法下，其升高血糖的速度是不一样。同样是土豆，做成土豆泥，其消化吸收很快，升糖速度也会很快；而如果是烤土豆，升糖速度就会慢一些，如果做成炸薯条或炒土豆丝可能升糖速度就会更慢。但是其总能量也相应增加，长期吃反倒容易增加血脂，倒不如省事儿点，做成凉拌土豆丝儿，升糖速度就会更慢。

配糖尿病餐不仅要考虑这个患者的身高体重和每天活动所需的能量，还要考虑他个人的代谢情况、并发症情况、营养状况和吸收状况等。另外，也不是所有的人都适合低脂饮食，一些严重营养不良的糖尿病患者还需要补充优质脂肪呢。

因此，建议患者最好定期去医院营养门诊，请营养师为自己合理分析，制定配餐计划表，或请医生给出合理建议，不要完全自作主张。

多吃蜂蜜会影响血糖吗?

蜂蜜不是糖，这是一种普遍的误解。实际上，蜂蜜也是一种糖，是蜜蜂从花蜜中采集的几种糖的混合物，含有果糖、葡萄糖、蔗糖等。

适量食用蜂蜜对血糖的影响确实不大，因为蜂蜜中有两种易于吸收的糖：葡萄糖和果糖，它们的比例比较合适，吃蜂蜜后，其中的葡萄糖、蔗糖被人体迅速吸收，而果糖却吸收较慢，从而起到维持血糖的作用。相对于一般的蔗糖，它对血糖的影响小得多。

需要注意的是，蜂蜜和糖一样，都是有热量的，过多食用蜂蜜，摄入过多的热量，同样对糖尿病的控制不利，因此也不主张过多食用。另外，相同重量的蜂蜜和食糖产生的热量是相同的，对糖尿病患者来说，每天食用量应控制在总热量的 10% 以内。

老年糖尿病食疗方

/戴秀 河南省中医院主任医师
/陆基宗 无锡市第一医院主任药师

空心菜除富含纤维素、维生素和矿物质外，还含有类胰岛素样成分，常食用有较明显的降血糖作用。空心菜抗病、抗虫能力很强，生长过程中无需施用农药，是目前备受推崇的“安全蔬菜”。需要注意的是，体质虚寒者慎用，脾虚泻泄者忌用。此外，医生还给糖友们推荐了葛根粉粥、木耳粥、鲫鱼茶等降血糖食疗方。

清炒空心菜

原料：空心菜 700 克，葱、蒜末各 15 克，盐、味精、芝麻油、花生油各适量。

做法：将空心菜择洗干净，沥干水分。炒锅置于旺火上，加花生油烧至七成热时，煸葱蒜末，下空心菜炒至刚断生，加盐、味精翻炒，淋芝麻油，即成。

葛根粉粥

原料：葛根粉 30 克，大米 50 克。

做法：将葛根粉和大米共煮粥服用。

木耳粥

原料：黑木耳 30 克，大米 50 克，红枣 3 枚。

做法：先浸泡木耳，将大米、红枣煮熟后加木耳共煮粥食。

鲫鱼茶

原料：鲫鱼 3 条。

做法：处理干净后，在鱼肚中放入茶叶，不加任何作料，置于冷水锅内，大火烧开后加盖，再用中火烧 15 分钟即可取汤当茶饮，食鱼肉当菜肴。

跟专家学点控糖招

/王敬萍 山西省心血管病医院重症监护室主任，副主任医师
/李忆农 南京军区福州总医院风湿内分泌科副主任，副主任医师
/贾庆军 国家营养师，解放军白求恩军医学院预防医学教研室副教授

糖尿病患者常担心的问题，一个是死亡率极高的心血管疾病，一个是怎么吃饭、怎么吃糖的琐事，每个细节都关乎他们的生命质量。专家说，“好心态 + 好方式”就可以帮患者渡过这些难关。

静坐调心态益控糖

笔者抢救过的急性心梗患者中，有很多是糖尿病患者。他们总闹情绪，血糖就控制不好，后来出现合并冠心病；还不改脾气，结果引发急性心梗。其实，这根源在放不下、想不开上。

到了不惑之年，工作和家庭的琐事交缠在一起时，有点焦头烂额。有段时间，笔者血糖、血压不太正常，于是开始调整自己，想到了静坐，有点像瑜伽。

把情绪收敛起来，呼吸放松些，什么也不想，慢慢进入一种似睡非睡的状态，一天坐上大约 20 分钟。坚持一段时间，自己看问题的心态就跟以前不一样了，也不觉得透不过气了。

一种时尚叫“裸糖”

常和糖尿病打交道，笔者很在意吃饭的问题。

一天有两顿要在单位吃，医院食堂提供的是自助餐，虽然每个人吃得不一样，但对于甜食、糖果等含糖量很高的食物，大家一般是点到为止。在笔者看来，蜻蜓点水式的吃糖果或甜食，就是一种“裸糖”生活方式（少吃糖或不吃糖的生活方式），而不是大肆咀嚼热量极高、脂肪量极高的无糖食品。

不过，工作需要耗费相当大的体力和精力时，吃点甜食还是不错的，可以补

充一下能量和营养。正常人，每千克体重每天摄入 0.5 克糖是可以的，糖尿病患者吃糖要比这个标准低很多。

控饮食用心理暗示

糖尿病朋友常问，这个也想吃，那个也想吃，怎么办？笔者有个经验，就是心理暗示。

笔者作为国家营养师，研究食物营养多年，翻过不少书，现在看到一个食物，首先想到的是它的热量为多少，而且能当场说出它的热量、含糖量等。比如，一大勺果酱差不多含糖 15 克，1 罐可乐约含糖 37 克，1 个冰淇淋含糖有近 10 克。尽管很好笑，但这种暗示提醒笔者吃东西时适可而止。到现在笔者的体重都很标准。

当然，食物多种多样，不可能都去记，糖尿病患者记住自己常吃的食物大体的热量、含糖量、脂肪含量等就可以，总之，心理暗示就是吃多少心里得有个数。

糖友的血管需要清洁工

／向红丁 北京协和医院糖尿病中心主任，教授

看到盛炒菜的碟子上沾了一层黏黏糊糊的油，就能想象到血管管壁上也常出现这样的情景，日子久了，“藏污纳垢”的血管很容易形成粥样斑块或血栓。

由于血栓和粥样斑块又是心血管疾病的共通通路，因此，糖尿病患者平时清洁血管非常重要。目前，最切实有效的预防措施为：改善生活方式（少油低盐）+服用小剂量阿司匹林。阿司匹林是抗血小板药物，能清洁血管，防止血栓的形成。

一些食物也有清洁血管的作用。比如黑木耳、生姜、绿茶等。

黑木耳：黑木耳中所含的腺嘌呤核苷，具有抑制血小板凝聚的作用。临床实验证明，吃黑木耳 8 小时之后，血液依然难以凝聚。

生姜：生姜中所含的姜油酮、姜烯酚等物质具有抗凝血功能。平时吃一些生姜末或姜粉，血液会保持良好状态，不易出现血栓。

大蒜：大蒜中所含的阿霍烯是一种天然的血液稀释剂，还可增强心脏的收缩力量，降低动脉血管的阻力，使血液循环通畅，预防血栓形成。

洋葱：洋葱中所含的槲皮酮具有神奇的作用。它能抑制血小板凝聚，对抗血栓形成。它还能阻止自由基对动脉血管的损害，使动脉血管内壁光滑，富有弹性。

红葡萄酒：红葡萄酒中所含的白藜芦醇，能降低血小板的凝聚力，对抗血栓形成。饮用紫葡萄汁也具有对抗血栓形成的作用。

另外，绿茶对抗血栓的功效不亚于阿司匹林；蔬菜与水果中所含的维生素 C 及纤维素，也能降低血液黏稠度，预防血栓形成。

糖友护肤有三招

/冯仁洋 北京电力医院皮肤科主任，副主任医师

对糖尿病患者来说，每到换季，尤其要护好皮肤，由于体内血糖增高，末梢神经更容易受到刺激而产生瘙痒，笔者建议，日常生活可注意三个方法。

兑水的甘油最适合

干燥、寒冷的冬季，皮肤皮脂腺分泌减少，手足皮肤最容易变干、变脆，这是糖友皮肤瘙痒的一个因素。对此，涂抹甘油其实是最合适的，便宜又稳妥。有人说甘油吸水性强，抹完后皮肤反而会更干燥，主要还是方法不对头。务必注意，从外面买回的纯甘油需加 30% 左右的水才能使用。一天一次，在皮肤局部涂抹即可，重点部位可放在小腿和四肢上。

梨和黄瓜是蔬果首选

梨有“天然矿泉水”的称号，多汁、少渣，膳食纤维和 B 族维生素也很丰富，可以放在两餐之间吃。蔬菜方面，黄瓜就非常不错，是富含水分最多的蔬菜，所以在寒冷的冬天，可适当多吃点黄瓜蘸酱。此外，糖尿病患者也可在冬天吃一点肥肉，同样有利于保护皮肤。

穿纯棉内衣，少选保暖内衣

很多人觉得热的时候容易皮肤瘙痒，但对于糖尿病患者来说，一冷一热交替，会更容易刺激神经末梢，导致皮肤瘙痒。在医院门诊，笔者收治过很多因穿保暖内衣导致皮肤瘙痒的糖友，保暖内衣不太容易透气，热起来快，凉下去也很快。传统的纯棉内衣虽然保暖性相对较弱，但冷热比较平稳，对糖友来说是比较安全的。

妊娠期糖尿病：10 个孕妇中有 1 个高血糖

/ 杨慧霞 北京大学第一医院妇产科教授

女人怀孕后，受胎盘影响，加上饮食不节，糖代谢会出现紊乱，从而引发高血糖。

本来，孩子生出来后，妈妈的血糖也就慢慢回归正常了。但越来越多的研究发现，孕期血糖偏高，不仅自己未来患 2 型糖尿病的风险会增高，生出来的孩子还可能出现体型巨大、高胰岛素血症等一系列问题。

按照美国糖尿病协会新发布的妊娠糖尿病诊断标准，中国妊娠糖尿病患者不断增加，差不多每 10 个孕妇中就有 1 个血糖超标。

因此，笔者建议，每一位孕妇都应该在产前做一次血糖检测，到孕 24 ~ 28 周时，再做一次血糖检测。

查出孕期血糖高也不要紧张，70% ~ 80% 的妊娠糖尿病患者只需通过饮食和运动调理就可以了。如果调理了 3 ~ 5 天还不管用，就要用胰岛素了。

胰岛素是大分子物质，不会通过胎盘，对胎儿无影响。其中，胰岛素类似物因为起效快、作用时间短，不必非得餐前 30 分钟注射，使用更灵活，也更适合妊娠糖尿病患者使用。

糖妈妈应多自检

/朱安 江苏省人民医院内分泌科主任医师

女性糖尿病患者的孕期检查非常重要，其中一些检查，需要患者自己在家随时做，这样对控制病情更有利。

自数胎动：现在很多人喜欢用家庭胎心监测仪来监测宝宝的情况，但其实最好的方法是数宝宝的胎动，因为听胎心只能反映短时的情况，而胎动代表的是持续的变化。妊娠 16 ~ 20 周开始出现胎动，此时应该记录每天胎动的情况，如果发现每天胎动少于 10 次或胎动方式较以往发生异常改变时，应该及时就医。

自测血糖：如有条件，最好每天监测空腹和餐后血糖 4 ~ 6 次。如无条件，可抽查空腹、餐前和餐后两小时的血糖。血糖控制的目标是空腹或餐前小于 5.6 毫摩尔每升，餐后两小时血糖小于或等于 6.7 毫摩尔每升。

自称体重：只要患者体重增长正常 (每周增 500 克)，就不用担心胎儿发育不良。但是，这是在患者血糖控制好的前提下，一旦其血糖控制不好，即使体重增长正常，胎儿也可能出现营养不良。患者测体重时最好在空腹、排完大小便、穿尽量少的衣服的状态下，以确保测量的准确性。

患者的自查只是粗略排查，有些项目还要到医院做检查才行，但不必每天往医院跑，每隔 1 ~ 2 周去一次就行。患者不能漏掉如下几项检查。

做超声：孕妇进行的常规超声检查可以了解胎儿发育情况，排查胎儿是否畸形，一般在孕期 18 周、28 周、32 周和 36 周时就可进行。由于妊娠糖尿病会导致胎儿畸形风险增高，因此，对于糖妈妈来说，这项检查非常重要。

测尿酮体：尤其在患者血糖高于 12 毫摩尔每升或生病时。

查糖化：每 2 ~ 3 月进行一次，结果最好控制在 6.0% 以下。

量血压：无论是妊娠前已有的高血压还是妊娠期并发的高血压，均可加重已有的糖尿病并发症，建议患者的血压最好控制在 130/80 毫米汞柱以下。

性生活中需防低血糖

/王建华 山东省济南医院糖尿病诊疗中心主任

女性糖尿病患者，特别是应用胰岛素治疗的患者，性生活应规律，并应在性生活中注意预防低血糖的发生。

糖尿病会使女性体力受损，影响性生活的和谐，尤其是在性生活的过程中，血糖会伴随着体力的消耗而下降，进而容易导致低血糖的发生。因此，在通常情况下，如果准备行房，应事先将当天应注射的胰岛素酌情减量。如果已经注射过胰岛素，也可以考虑在进行性生活之前适当吃些东西。

另外，女性糖尿病患者由于高血糖的影响，会增加女性阴道炎和真菌感染的患病概率，所以还要特别注意预防泌尿生殖道感染。

第五章 心脏病：请呵护最劳累的器官

心脏病是一类比较常见的循环系统疾病。循环系统由心脏、血管和调节血液循环的神经体液组织构成，循环系统疾病也称为心血管病，包括上述所有组织器官的疾病，在内科疾病中属于常见病，其中以心脏病最为多见，能显著地影响患者的劳动力。

心脏生病有早期信号

/贯海忠 中日友好医院中西医结合心内科主任医师

心脏"饿"了

心脏病最早的信号是胸痛，疼痛产生的原因是心脏"饿"了，也就是供血不够了，它就以疼痛的形式来提出"强烈抗议"。除了胸痛，感觉胸闷也要想到"可能心脏有问题"。疼痛和胸闷是心肌缺血的早期信号。

心脏"累"了

心脏病的另一个信号是乏力。有的人经常觉得浑身没劲儿，尤其是活动以后。此时，也要想到心脏问题。可能是心脏干不动活了，不能够给全身提供足够的血液。

心脏"慌"了

还有一个信号是心慌，医学上叫心悸。心悸有几种情况：一种是觉得心跳加快；一种是心跳不快但感觉快；一种是心跳慢但感觉心脏在跳。心悸在临床上是最多见的心脏病信号。

心脏"罢工"了

再有一个信号是头晕。笔者曾收治一位患者，这位患者时不时地晕倒，给他做持续心电监测，发现他的心脏最长 4 秒钟没有跳动，心率也就 20 多次。于是，给他装了一个心脏起搏器。

水肿和尿少也是一个信号，并且尿量减少和水肿往往是伴随出现的。如果活动后觉得气短，活动一天后觉得脚肿，就要想到可能心功能不好了。

因此，当遇到胸痛、胸闷、心悸、乏力、头晕、水肿、尿少时，要查查心脏有没有问题。

“新三围”预测心脏健康

/侯爱洁 辽宁省人民医院心内科主任

“胸围、腰围、臀围”，说起三围，人们都知道这是衡量女性曲线美的重要标志。如今有个“新三围”，也就是“颈围、腰围、腰臀比”，它们则是衡量心脏健康的重要因素。赶紧拿起尺子，量新三围，预测心脏健康。

颈围

警戒值：男 38，女 35。

测颈围可以了解上半身脂肪的分布情况，而上半身脂肪与心脏病风险关系紧密。这是因为随着颈围的增加，体内高密度脂蛋白胆固醇（俗称“好胆固醇”）会不足，导致细胞内更多的胆固醇无法转运到肝脏进行代谢。双下巴、脖子短粗等可能是心脏不健康的信号。

理想值：男性 < 38 厘米，女性 < 35 厘米。脖子粗的人，患心脏病的风险高。一般而言，颈围应与小腿肚围相等。

怎么量：测量者将皮尺水平置于被测者颈后第七颈椎（低头时可摸到的颈后最凸起处）上缘，前面于喉结下方（即颈部最细的部位）进行测量。

腰围

警戒值：男 90，女 80。

腰围与心脏健康的密切关系早已得到证实。其原因是，腰部脂肪过多会破坏胰岛素系统，还会产生不同的激素，可导致糖尿病、高血压、血脂异常、脂肪肝、冠心病和脑中风等疾病。研究发现，腰围粗的人患心脏病的概率约比其他人高 40%，尤其是大腹便便的中年男性更容易猝死。

理想值：男性 < 90 厘米，女性 < 80 厘米（参照亚洲的标准）。在这个腰围值内，得病机会少，相对安全；超过该值则相对比较危险。

怎么量：站立，皮尺沿肚脐上缘和肋骨以下的部位围绕腰部 1 圈，在常态呼吸下进行测量。

腰臀比

警戒值：男大于 0.90，女大于 0.80。

腹部肥胖于健康大大不利，但与之相比，另一个指标——“腰臀比”更加重要，是衡量健康的重要指标，近年来得到越来越多的应用。

理想值：男性 0.85 ~ 0.90，女性 0.75 ~ 0.80。该比值越低，说明与臀围相比，腰围相对要小。腰腹部肥胖很容易导致糖尿病、高血压、血脂异常、冠心病和中风等疾病的发生，男性还容易患大肠癌，这就是所谓“腰带长，寿命短”的原因。

怎么量：被检者站立，用皮尺先在其肚脐的水平线上环绕腹部 1 周测量出腰围，再环绕臀部的最宽处测量出臀围，两者相除即得腰臀比。

三种方法预测心脏病

/阿瑟·阿卡斯坦 美国《预防》杂志的心脏病专家，医学博士

笔者总结出三种预测心脏病的方法，既简单又有效。

检查睡眠

如果经常在白天感到昏昏欲睡，说明心脏状况不太好。根据《美国医学协会期刊》的一项研究成果：成年人如果平均每晚多睡1个小时，会使他们冠状动脉钙化的可能性降低33%。即使稍微睡眠不足，人体也会释放出一种压力激素，使动脉血管收缩。

测维生素D

成年人体内维生素D的含量偏低，会导致血压的升高和引发动脉血管的炎症。体检时可以让医生检测维生素D含量。如果体内的维生素D含量偏低，每天在阳光下晒10～15分钟就可以了（记得不要抹防晒霜），或多吃些富含维生素D的食物。

看食指温度

食指血管中一种名为内皮细胞的单层细胞，可以产生影响血管正常功能的化学物质。在心脏病发作的其他征兆出现以前，内皮细胞的阴转率就会提前发生改变。

测血压时顺便测量食指温度。随着血压表套袖的充气膨胀，流向手部的血液流量会减少，食指的温度也会下降。套袖放气以后，血液重新流向手部，食指的温度也会随之上升。如果食指温度反弹的速度越快、越彻底，说明内皮细胞健康状况越好。这种方法不仅能评估动脉血管的健康状况，还能检测治疗方法是否有效果。

冠心病检查的四种方法

／刘福元 湖北省襄樊市第一人民医院心血管内科主任医师，博士

心电图、运动平板、螺旋 CT、冠脉造影……到医院确诊或是治疗冠心病时往往要做很多检查，不少患者为此很头疼，不知道这些检查都针对什么人群、如何诊断等。笔者给出的建议是，选择逐步升级的方法，即先做心电图，后进行运动平板实验，之后再安排螺旋 CT 、冠脉造影等。

心电图——易漏诊，建议用动态监测

适宜人群：健康人群常规检测。

心电图是最常见的检查方法，一般的体检机构都能进行该项检查，但部分冠心病患者经心电图检查结果正常，最后却突发心脏猝死的事件在临床中也时有发生。

原因就是在安静状态时，冠状动脉的血流量可维持正常而没有心肌缺血表现，此时心电图的检查结果就会显示为正常，不容易筛查出病患。所以对于患有动脉硬化等心脏病高危人群，建议进行 24 小时动态心电图监测，以明确诊断。

24 小时动态心电图可连续记录患者 24 小时的心电图变化，以提高冠心病患者的诊断准确性，尤其是对于无症状心肌缺血判断具有诊断价值，可提示尽早采取相关预防措施。

运动平板实验——心肌缺血者少做

适宜人群：筛查有无冠心病，以及术后复查。

运动平板实验类似于在跑步机的一种医学设备上，采用快走或者慢跑的方式，在医生监测下通过运动来增加心脏负担，提高心肌耗氧量，从而结合患者的临床表现对心肌缺血进行诊断，是目前诊断冠心病常用的一种辅助手段。

运动前后以及运动过程中都要记录心电图变化，还要同步测量血压，从而筛

选出有无患冠心病。同时，医生还可初步估计出冠状动脉狭窄的严重程度，以及观察冠心病患者治疗（药物或手术）的效果，有助于指导患者日后的运动量。

需要提醒的是，对于心脏功能较差、体力欠佳或是心肌严重缺血者，进行该项检测可能有一定风险，不推荐使用。

螺旋 CT——心动过速者不适合

适宜人群：疑似冠心病患者。

64 排螺旋 CT 可清晰显示出冠状动脉的解剖结构，尤其对冠状动脉血管壁的状况可提供精确判断。临床中已被越来越多应用于疑似冠心病患者诊治，但是此项检查对患者的心率有要求，即心率要在 70 次 / 分钟以下，如果心率不达标，需在医生指导下服用药物来减慢心率，并且要做碘过敏试验准备。

冠脉造影——检查后要卧床休息

适宜人群：急性心肌梗死、高度疑似冠心病，以及药物治疗效果不满意者。

冠脉造影是确诊冠状动脉斑块形成、判断冠状动脉管腔狭窄程度的金标准，可为冠心病治疗方案提供直接依据。

冠脉造影属于创伤性微创检查，具有一定风险性。检查前患者还要进行碘过敏试验，检查后要卧床休息一段时间。如果是经股动脉需平卧 24 小时，经桡动脉需要休息 6 个小时。

午睡半小时，心梗发病率降三成

／葛均波 中山医院心内科主任，上海市心血管病研究所所长，教授

美国流行歌坛天王迈克尔·杰克逊因突发心脏病离世引发人们对心梗的关注。从黄梅雨季一直到炎夏，都是心血管疾病的“高峰期”。每年“入梅”后，各大医院心内科的门诊量要比平时增加两三成。在这个季节，尤其要提高警惕，保护心脏。黄梅天午睡半小时，心梗发病率可降三成。

黄梅“暑邪”“湿邪”不利健康

为什么在黄梅雨季心血管病患者容易发病？专家表示，黄梅天雨量增多，气温升高，气压偏低，平均空气湿度达80%左右。高温高湿，是黄梅天的最大特点。

中医理论认为，此时阳气之盛、湿气之重，外部环境呈现出“暑邪”和“湿邪”并存且相互夹杂的特点，这也是梅雨天对健康不利的原因，使人感到又闷又热，容易急躁，更易导致“心理入霉”，出现沉闷、沮丧、抑郁的情绪，随之脸红出汗、心跳加快、血压升高，体内消耗能量多，血液循环快，心脏负担重，继而出现胸闷、胸痛症状，以及食欲减退，精神倦怠，全身乏力。这种状态维持过久，便会伤及内脏，极易诱发心脑血管等多种疾病。冠心病患者更应注意心血管保健，出现明显不适，就要去医院检查，以免发生危险。

45 ~ 60 岁的男性最危险

45 ~ 60 岁的男性是心源性猝死的高危人群！和 60 岁以上人群相比，45 ~ 60 岁的男性心脏血管里斑块最不稳定，随时可能突然破裂，最易猝死。更危险的是，他们在猝死前往往没有任何征兆。60 岁以上人群斑块相对稳定，发病前可能有心绞痛、冠心病等前期先兆，从感到不适到送院治疗，期间有个救治时间，不至于让家人手忙脚乱。

抽烟、少运动等不良生活习惯和高脂血症等慢性病可能导致心源性猝死。但猝死并非不可预防，对无症状的高血压、慢性血管疾病、代谢性疾病等，平时要注意预防和治疗。

中午小睡半小时 傍晚开窗透透气

专家建议，黄梅天预防心血管疾病，首先要注意休息，中午打个盹，晚上莫熬夜，有意识地放慢工作生活节奏，放松心情，遇事学会深呼吸。资料显示，平时午睡小憩30分钟，可使心肌梗死发病和死亡危险减少30%。白领工作压力大，不要在这季节加班加点，要劳逸结合，以免抵抗力下降，心肌炎找上门。

使用各种家电除湿降温，可用除湿机，也可打开空调的“除湿”功能，空气湿度保持在50%至60%，有效带走湿气。空调和风扇也能降温。风扇在黄梅天里不可或缺，风扇可加速空气流通，让人感觉不闷热。黄梅季的傍晚是一天内湿度最低之时，此时可开窗透气。

心内膜炎：“温柔的心脏杀手”

/王志农 第二军医大学上海长征医院胸心外科（国家重点学科）主任

在一般人的印象里，心脏病发作胸痛难忍，几个小时可能就会要命。可是，有一种心脏病，它一开始没有明显症状，之后也就是忽好忽坏的发热，到最后，它对人生命的威胁却丝毫不减，这种疾病就是心内膜炎。

有一种心内膜炎称为自体瓣膜心内膜炎，在细菌进入过多，毒力特别强，抵抗力低下等一种或几种内外因素的作用下，致病菌就粘在了心脏瓣膜上，形成赘生物，这时心脏内膜这扇门就开始关不拢了。如果本身有别的病，比如拔牙时，细菌就有可能乘虚而入。

刚开始是门关不拢，到后来连门都无法完全关闭，心脏就从一点点漏血到血液回流，造成心脏肥大。而且细菌还可能随血液散播到脑、肾、脾、眼等部位，造成继发感染。而患者一开始表现为时发时愈的发热，可能持续几个月甚至一两年；等到了后期可能出现血尿、偏瘫等症状，严重时可能猝死。

毁损瓣叶及瓣环清创重建结合抗生素，是心内膜炎治疗的黄金手段。过去心内膜炎的死亡率高达 70% ~ 90%，现在手术结合药物把死亡率降到了 10%。因此，有以上情况应及时检查。另外，合理饮食、坚持锻炼、不抽烟，能增加抵抗力，预防心内膜炎。

运动后牙疼查心脏

/和渝斌 北京军区总医院心肺血管病中心副主任，主任医师，教授

有些人总是在做完运动后，牙就会痛，休息一会，牙就不痛了。但是既没有上火，又没有龋齿，此时不妨到心内科查查心脏，看看是不是有冠心病。

牙疼怎么会跟冠心病有关系呢？运动后，或者在运动过程中，全身的血液多会集中在肌肉内，而供应心脏的血液相对减少，如果冠状动脉已产生粥样硬化，血管管腔狭窄、弹性变差，无法保证其为心肌提供足够的血液供应，心肌缺血、缺氧，就会表现出心绞痛。

此时，内脏神经把疼痛信息反射到大脑时，会跟大脑部分神经交叉错位，相互影响，当影响那些神经时就会引起相应部位疼痛。除了牙疼，还有人会上肢疼、上颌疼和腹痛等。

碰到上述情况时，患者应该首先排查疼痛部位如牙齿等是否有问题。如果确认没有问题，那么就应该到心内科排查冠心病了。

冠心病的症状是心绞痛，一旦发生心绞痛或心绞痛加重，冠心病患者要引起警惕，否则容易诱发心肌梗死等。正常情况下，心绞痛是胸前区压榨样疼痛。但是像牙疼、腹痛等也是冠心病患者的非典型症状。有研究说，这类人约占三成。

吸入冷空气，诱发冠心病

/冯文会 北京友谊医院心脏中心副主任医师

78岁的郭老先生在清晨出门时突发胸闷、憋气2小时，不能平卧，口服药物不能缓解，急救车送至北京友谊医院。检查发现，冠脉三支均存在严重狭窄，其中有两支几乎闭塞；心脏彩超发现患者心脏是正常人的两倍大，心功能极差，左室射血分数只有正常人的一半。决定急诊行冠脉搭桥术，并立即置入主动脉球囊反搏。经过6个小时的奋战，手术成功。

突发持续心绞痛超过30分钟，服用硝酸甘油等药物不缓解，或伴有血压波动，同时冠脉造影证实左主干或多支多处冠脉严重狭窄时，均应行急诊冠脉搭桥术以拯救存活心肌，挽救患者生命。否则，一旦心肌缺血超过6小时，则会发生大面积心梗。

天气骤冷，如果患者没有保护好自己，突然吸入了冷空气，可发生急性冠脉痉挛，导致原本就缺血的心肌供血突然减少，引发心绞痛。

随着气温下降，冠心病患者应该适当减少户外活动，出门时最好有个缓冲过程，比如先在自家门口待会儿，到了楼道的门口，再适应一段时间，然后出门。如发生明确心绞痛应立即去医院就诊，请专业医生处理。不能自行观察处理，否则会失去宝贵的救治时机，危及生命。

秋冬季节早晚温差较大，尤其是有高血压或冠心病等基础病的老人一定要注意保暖，避免过度劳累，保证充分的睡眠时间。患了感冒一定要积极治疗，防止因呼吸道感染诱发病情加重。一旦患者在夜间出现气喘的症状，并且平卧时症状更明显时，要及时去医院就诊。不要自认为是普通的哮喘发作，此时很可能就是心脏出了问题。

每份心电图资料都要保存好

/ 刘瑞杰 解放军总医院第二附属医院心内科医师

一些患者平时看病不知道心电图资料的重要性，检查后不注意资料的保存，随手扔掉或下次就医时不携带，给疾病的诊治带来不应有的困难，甚至贻误病情。无论健康人还是患者均应有一份原始心电图，原始心电图与近期心电图对比非常重要。

13 岁起就要有一份原始心电图

冠心病从以前纯粹的老年性疾病，发展为现在 20 ～ 30 岁的青年都可以罹患的“富贵”病，年轻化趋势日益明显。有不少冠心病起病隐匿，且心绞痛症状不典型，患者自己很难及时觉察，有些冠心病的心电图还会呈现正常图像。通过与原始心电图对比，可以辨别真伪，及时治疗。应定期检查身体并保存心电图报告，为今后诊断疾病提供宝贵资料。

可快速诊断病理性或生理性心脏疾病

如通过对比“原始”心电图，可以快速诊断右束支阻滞是单纯右束支阻滞还是心脏疾病引起的。年轻人若心血管检查正常，单纯右束支阻滞不影响预后，老年人则不同，往往伴有心脏疾病，其预后与基础心脏病及其严重度有关。

通过对比观察疾病发展情况

心肌梗死患者需要多次复查心电图，动态观察病情发展，并与心肌梗死前的心电图进行比较，及时判断现处阶段：处于急性期、演变期还是陈旧期。不同时间心电图的对比可以确定心肌梗死面积有无扩大，有无好转，溶栓时血管溶通的效果等。

有助于快速诊断复杂心律失常

预激综合征、室性早搏、室性心动过速等诊断主要靠心电图检查。非常快的心率可引起明显的不适感和心悸，严重时可导致晕厥和心衰。这种快速的心率有时可以转变成心房颤动。拥有一份原始心电图资料对诊断疾病相当重要。

有助于观察药物作用

如服用洋地黄类药物过量可引起心电图 ST-T 改变。通过心电图还可以观察药物治疗效果，根据用药前后心电图对比观察用药效果，病情有无改善，改善的程度如何，用药剂量是否合适，是否需要换药等。

假期防心梗有四招

/曹小织 南京军区福州总医院心内科副主任医师

春节假期，总有一批老人因为心梗发作而入院，老人除了吃喝应有节制外，还应从“游玩、休息、保暖、服药”四个方面入手，预防心梗的出现。

10 点后再外出游玩。上午 10 点后外出游玩比较合适，主要是避开凌晨到早晨心梗发病率最高的时间段。刮风、下雨、降雪天气应尽量减少外出，必须外出时，要注意手部及头面部的保暖，并根据天气变化及时增减衣服。

休息时门窗开条缝。老人特别是慢性病患者，在春节期间仍要保持以往的作息时间，居室温度最好保持在 15℃左右，这对冠心病患者尤其重要。当需要呼吸清新空气时，可把门窗推开一条缝，让少许新鲜空气进入，但又不至于使室内温度一下子降得过低。

多选择在室内锻炼。老人易出现血管收缩，血液流动性差，致使血压较平时升高，心脏的负荷也增加，而且受寒还会引发呼吸系统的疾病，从而引起心肌缺血，加重心脏的负荷。建议患有心脏病的老人，冬季尽量不要到户外锻炼，不妨选择在室内锻炼。

药箱最好放在随手可取处。一些老人不愿意假期去医院看病，甚至擅自将一些常用药物停用，其实这样做非常危险。高血压患者的降压药需长期服用，而一旦停药，会有脑出血、脑梗、心梗等危险。脑血管病患者一旦停药会使血药浓度降低，加重脑部缺血，易诱发脑血栓形成。

有老人的家庭最好准备一个小药箱，将硝酸甘油片、救心丹、麝香保心丸、苏合香丸、利尿药等常用药放在随手可取之处，以便出现突发情况可做应急处理。

三步养生法最护心脏

／路易斯・伊格纳罗 诺贝尔奖获得者，康宝莱科学顾问委员会成员，博士

很多人并不知道，一氧化氮就是维持健康心脑血管的关键要素，缺乏它将引起常见的老年性疾病。它是人体自身循环系统产生的物质，没有药物常见的副作用。只要人体产生足够数量的一氧化氮，那么心脑血管疾病发生的概率就会大大降低。帮助人体产生一氧化氮的原料广泛存在于日常食物中，大多来自天然，即使在大量摄入的情况下也基本无害。下面介绍一氧化氮三步养生法：

健康饮食

避免摄入肥肉、甜点、薯条等含饱和脂肪酸、反式脂肪酸、胆固醇的食品。

合理吃：纤维素、鱼和海产品、大蒜、绿茶、黄豆等平日常见的东西可以有效地改善心血管系统的功能。

每周有一定量的运动

科学动：在身体状况允许的情况下，如果你每次挤 20 分钟的时间，每周至少锻炼 3 次，步行、慢跑、游泳、骑自行车……有助于提升一氧化氮。

摄入一定的营养补充品，主要包括氨基酸、抗氧化剂等

普通食物中都含有促成体内生成一氧化氮的成分，但是每种食品对于一氧化氮生成，所具有的含量是不一样的，最好把每种食物按照一定配比混合起来吃。

正确补：人体非常有必要补充一些营养保健食品，氨基酸主要有 L- 瓜氨酸、L- 精氨酸两种。维生素 C、维生素 E、叶酸等都可促进一氧化氮生成。另外，瘦肉、鱼、橄榄油、大蒜、坚果、黑巧克力、甜瓜等可以补充一氧化氮。维生素 C 和维生素 E 可有效保护一氧化氮，延长其存在时间。

常饮黄酒，抗衰护心

/陈伟 北京协和医院临床营养科副主任医师，副教授

在啤酒、葡萄酒、黄酒、白酒“四大家族”中，当数黄酒营养价值最高，而其酒精含量仅为15% ~ 16%，是名副其实的美味低度酒。作为我国最古老的饮料酒，黄酒是以糯米为原料，酒曲为糖化发酵剂，经酿造而成，其色泽浅黄或红褐。黄酒的热量如加饭酒，每100毫升可供热量502千焦，喝300毫升黄酒相当于吃了100克米饭或150克馒头。黄酒中蛋白质含量较高，并含有18种氨基酸及大量B族维生素，经常饮用对妇女美容、老年人抗衰老较为适宜。

黄酒内含多种微量元素，如每100毫升含镁量为20 ~ 30毫克，比白葡萄酒高10倍，比红葡萄酒高5倍。在心血管疾病中，这些微量元素均有防止血压升高和血栓形成的作用。因此，适量饮用黄酒，对心脏有保护作用。黄酒最传统的饮法是温饮。温酒的方法一般有两种：一种是将盛酒器放入热水中烫热，另一种是隔火加温。但黄酒加热时间不宜超过5分钟，温度以30℃左右为限。

黄酒的配餐也十分讲究，以不同的菜配不同的酒，则更可领略黄酒的特有风味。以绍兴酒为例，干型的元红酒宜配蔬菜类；半干型的加饭酒宜配肉类、大闸蟹和海蜇皮等冷盘；半甜型的善酿酒宜配鸡鸭类。

心梗突发时千万别挪窝

/吕安康 瑞金医院心脏科博士

当发现患者可能发生心肌梗死等意外时，有些人会急于送患者去医院，这是非常危险的。此时，应该等待救护车的到来，千万别给患者挪窝，让患者在床上或就地躺下。

有这样一个例子，孙先生突发心肌梗死时是在家中，家人不敢迟疑，立刻抬着他往医院送，颠簸中孙先生脸色越来越紫，呼吸越来越急促，途中就断了气，事后分析是搬运转送不当引发猝死。

原有心脏病史的邝女士从香港来北京旅游，住在好友家，半夜突感胃疼胸痛，面色惨白，四肢厥冷并有便意，急着要上厕所。女主人是一名医生，一边呼叫 120 急救车，一边给她口服了速效救心丸，并在她臀部下面塞了一块塑料布，让她在床上大小便。邝女士死活不肯，女主人强行摁住她在床上解完了大小便。等 120 急救车赶到做心电图时，邝女士的心肌梗死症状已缓解了。女主人受到了 120 急救医师的表扬。

有冠心病病史和心肌梗死病史的患者与亲属应牢记一条戒律：一旦心脏报警，千万别挪窝。在床上或就地躺下，不能改变体位。同时注意以下事项：

(1) 注意心肌梗死非典型症状：嗓子疼（喉部有辛辣感）、牙疼、耳朵疼、背疼、胃疼、腰疼等。

(2) 发生意外时，立即让患者平躺于通风处并注意保暖，舌下含服速效救心丸或硝酸甘油片。

(3) 有条件立即给氧，立即呼叫急救车并告知携带心电图机、血压计、氧气到床边，同时在电话中向急救医生简单扼要陈述病情。

(4) 是否挪动必须在医务人员指导下进行，千万不可轻举妄动。

急性心梗症状多数不典型

/ 翟理黄 河南中医学院第一附属医 院心脏中心主任医师

43 岁的李先生平常身体很好，上周末在家看电视的时候突然出现胃痛，且大汗淋漓。妻子以为他是饮食不洁造成的，就让他吃了两片治胃病的药并嘱咐他多喝白开水。在忍了 2 小时后，李先生的胃痛始终不能缓解，最后决定拨打 120。到医院后虽然紧急进行抢救，李先生还是因为急性心肌梗死没有醒过来。

自天气转冷以来，急性心肌梗死的发病率明显上升，但是临床中真正出现胸痛、胸闷等症状的患者并不多，大部分急性心肌梗死的患者还是以不典型症状为主，如气喘、咳嗽、胃痛、大汗不止、恶心呕吐、胸骨后有烧灼感甚至牙痛、咽喉痛等。也有的患者会出现突然晕倒、言语不清、表情漠然等症状，家属会以为患者是突发中风所致。由于这些症状的隐蔽性，因此许多人会错误地选择消化科、神经科等科室。临床中也有许多医生会误诊为肺心病、中风、急性胃炎等。

急性心肌梗死发病比较突然，是中老年人猝死的主要原因之一。但如能早期发现并送往医院进行“血管再通（如溶栓、介入治疗）”处理，患者就能很快恢复健康。因此，如果患者出现突发的大汗不止、气喘、恶心呕吐、胸骨后烧灼感时，切不可大意，一定要尽快到医院做心电图检查，以明确病情并及时治疗。

18 种习惯使心脏更健康

/ 李勇 北京中医药大学东直门医院医师

53 岁的心脏病患者贝蒂•布朗，在美国杜克大学医学中心医生的指导下改变生活方式，一个月后心脏病发作风险降低了一半。原因很简单，只要每天做一点改变就可以了。如果你是心脏病患者，不妨也试一下吧。

1. 喝绿茶

绿茶含有多种能降低胆固醇甚至可能降低血压的强抗氧化剂。把三小包低咖啡因绿茶放入 600 毫升的开水里，浸泡 10 分钟左右，取出茶包，把绿茶倒入水瓶内，一天内喝完即可。

2. 计算脂肪摄入量

脂肪摄入量占总能量的 20% ~ 35%，而且脂肪主要是多不饱和脂肪酸和单不饱和脂肪酸，如鱼类、坚果和植物油。

3. 多食橄榄油

多食用橄榄油、芸苔油（菜籽油），其中橄榄油最佳，含较多有益心脏健康的抗氧化剂。

4. 粗粮

研究表明，多食纤维将会降低心脏病发作的风险。因此要食用全麦、谷物或者燕麦，每天至少摄取 25 ~ 35 克纤维。

5. 吃鱼

肉类中的饱和脂肪会阻塞血管，而鲑鱼和沙丁鱼等多脂鱼类富含 ω-3 脂肪酸，有助于维持心率稳定，每周至少应吃两次鱼。

6. 别忘了果汁

橙汁含有的叶酸可降低心脏病危险因子高半胱氨酸。葡萄果汁含有黄酮类和白藜芦醇，具有抗氧化作用。建议每天早餐和午餐各喝一杯果汁。

7. 多吃果蔬

每天多吃水果和蔬菜。例如西蓝花和紫甘蓝，含有大量保护心脏的物质。

8. 吃坚果

每周吃三两坚果，可使心脏病风险降低 1/3。

9. 更换面包酱

人造奶油含有反式脂肪酸，奶油含有饱和脂肪，都可导致动脉阻塞，应改用植物固醇。

10. 添加亚麻子

亚麻子是 ω-3 脂肪酸的最有效来源。每天饮食中加入两汤匙亚麻子，可防止动脉阻塞，使心脏病的发生率降低 46%。

11. 少量饮酒

研究表明，每天喝酒不多于 100 毫升，可降低心脏病发作风险。当然，酗酒者和高血压者除外。

12. 运动

每天规律运动比服用疗效最好的降胆固醇药更有效，可使心脏病发作风险减少 50%。

13. 尝试新事物

持之以恒才是最好的，因此需要每天规律的工作，还可以尝试一些新的事物，如跳舞等。

14. 注意力集中练习

深思冥想，将注意力集中在此时此刻，放松，缓解日常压力。遇到压力时，闭上眼睛，深呼吸 5 ～ 10 分钟。

15. 丰富的精神生活

研究表明，有规律的精神活动可以延长人的寿命，提高生活质量，降低心脏病发作的风险。

16. 与更多的人接触

与家人、朋友、社区紧密联系，可减少焦虑和忧愁。这两种不良情绪都可导致心脏病发作风险增加。

17. 吃几瓣大蒜

大蒜可以预防动脉阻塞、降低胆固醇和血压，从而帮助降低动脉损伤，建议可以每天吃几瓣大蒜。

18. 服阿司匹林

阿司匹林可以降低血栓发生，预防心脏病和中风。可在医生的指导下服用适量的阿司匹林。

心脏病突发自救有三招：咳嗽、按摩、喝凉水

/彭国球 解放军 304 医院心身医学科主任

很多人都知道当心脏病突发，首先要就地休息，停止一切活动，静静地深呼吸，然后服速效救心丸或硝酸甘油等急救药。可如果事发得急，身边又没有药怎么办？专家教给大家三招，以应不备。

第一招：用力咳嗽

突发心脏病的患者血液循环可能停滞，用力咳嗽可以增大胸腔压力，对暂时缺血的心脏起到按摩作用，并让肺部吸进更多氧气，以此促进血液循环，并提升到达大脑的血压，给大脑补充氧气。心动过速时，也可以通过咳嗽缓解心律失常带来的不适。咳嗽的方法是，先深吸一口气，然后用力咳，如此反复几下即可。

第二招：按摩穴位

按摩有些穴位也可以起到急救的效果。比如，心脏病突发时，可以掐自己的人中，一次掐3~4秒，重复几次。也可以用同样的频率来捏手掌虎口上的合谷穴。另外，内关穴也是一个可以用于救急的穴位。内关穴位于前臂内侧正中，腕横纹上 2 寸，当心脏病突发时，患者可以用拇指或食指的指甲，用力地按压此穴，并持续几分钟，以待不适缓解。

第三招：喝口凉水

对以心动过速为表现的心律失常，喝一口凉水也不失为一种缓解不适的方法。饮入凉水可以通过刺激神经，帮助缓解过速的心跳。喝凉水的同时，还应该解开衣服上过紧的纽扣，在空气新鲜的地方透透气，以求更快恢复。

护心多做三个小动作

/张敏州 广东省中医院心内科主任医师

大家不妨常做三个小动作，帮你轻松保养心脏。

下蹲

很多人曾有坐后突然站起会头晕的感觉，这是体位性低血压所致，而常练下蹲可以改善人体血管功能，蹲起及站起的一瞬间，会增强心脏血流的流动性，为血液循环增加动力，完成有效的脑部血液供应。该动作令心脏的负荷增加，也会锻炼心脏的应激能力。

提醒：膝关节功能不好的老年人，练习下蹲要循序渐进，开始时可只作屈膝状，逐渐至半蹲，锻炼时最好有家人陪同。

转脚踝

脚踝上分布着淋巴管、血管、神经等近十个重要组织，同时还兼具商丘、昆仑等穴位，默默调理着全身过半的经络。时常转转脚踝，或者做些拉伸、回勾等动作，可以带动全身血脉的通畅，还有稳压、缓解便秘的作用。

提醒：老年人要格外注意脚踝的保暖，尽量穿稍长些的裤子以保护脚踝免受风寒。此外，除了转脚踝以外，做做踮脚的动作也可以收获相同的功效。

按摩内关穴

内关穴可谓是心脏的卫士，直接关系心脏功能的调节。突发的心跳过速、心绞痛等都可通过强力按压内关穴得以缓解。平日也可以经常按揉此穴，以达到疏通经络、预防保健的作用。

提醒：手掌朝上，握拳能看到手掌中间有两条筋，内关穴就在两筋中间，腕横纹上 2 寸的位置。揉内关穴要力度适当，按揉以酸胀为佳。

第六章 高脂血症：少油、高纤、多运动

高脂血症是指血脂水平过高，又俗称富贵病，是目前临床上一种非常多见的疾病，如不在早期进行积极的预防和治疗，可直接引起一些严重危害人体健康的疾病，如动脉粥样硬化、冠心病、胰腺炎等。

眼睑出疹子要查血脂

/和渝斌 北京军区总医院心肺血管中心副主任

如果眼睑上出现淡黄色的小皮疹，刚开始时为米粒大小，略高出皮肤，严重时布满整个眼睑，那么您要注意看看自己是不是血脂偏高了。而这小皮疹被形象地称为“胆固醇痣”。

胆固醇痣又叫睑黄疣，是由于脂质沉积于眼睑部位而引起的皮肤呈黄色或橙色斑块。多发生在眼睑上，初起如米粒大，微微高出皮肤，与正常皮肤截然分开，边界不规则，甚至可布满整个眼睑。

胆固醇痣跟脂质代谢障碍有关，但并不是每个人出现胆固醇痣都会有高脂血症。有学者发现高胆固醇血症中男性33%、女性40%会患有本症，多见于中年人。有些人会通过激光等方法消除胆固醇痣，不过如果是高脂血症所致的话，这种方法只能治标不治本。

比起眼睑上长出的胆固醇痣，具有家族脂代谢基因缺陷遗传者胳膊肘的关节深侧更容易大面积出现胆固醇痣。由于高脂血症是导致冠心病、高血压及中风的危险因素，因此一旦出现胆固醇痣，一定要到医院检查是否患有高脂血症。

此外，看东西一阵阵模糊、短时间内面部手部出现老年斑、经常头昏脑胀、容易犯困等都可能是高脂血症的报警信号。因为出现这些症状的原因有可能是高脂血症引起的动脉粥样硬化和供血不足。哪个器官的血管出现了动脉粥样硬化，那么这个器官就会出现相应的问题。

查眼底提示动脉硬化

／谢立科 中国中医科学院眼科医院眼科主任

眼底动脉是观察动脉变化的绝佳“窗口”。而老年性眼底动脉硬化则是全身动脉硬化的一个典型“信号”。

当发现视网膜动脉有老年性硬化的时候，周身血管可能已有改变。这时医生很容易看见，眼底动脉血管变细、透明度降低、颜色变淡、反光性强、血管平直、分支成锐角等情况，因此可以及时告知患者注意并开始接受治疗。

对于已患高血压、高脂血症和糖尿病的患者，每年查一次眼底是一种比较好的选择。如已出现视网膜出血、渗出等病变，则应 3 ～ 6 个月查一次。而且，高血压视网膜病变还可以反映高血压的病程及其与全身重要器官的关系。以笔者多年临床经验，眼底正常者，心肾功能一般都挺正常；而视乳头、视网膜有病变的，多伴有心肾功能异常。

老年性眼底动脉硬化是 50 ～ 60 岁以上老年人常见的眼底病变，随着年龄的增长，发病率可达40% ~ 80%。因此，即使没有基础疾病的老年人，如果有头痛、眩晕、视物模糊等症状，也应该考虑去检测眼底动脉。

有老年性眼底动脉硬化的人也不必过分紧张，但应去医院的心内科查查有无高血压、高脂血症和糖尿病，必须积极治疗原发病。平时饮食中注意尽量少摄入高热量、高脂肪、高胆固醇类的食品；多吃蔬菜、水果；戒烟限酒，勿暴饮暴食；保持愉快的心情，多运动。

绝经了要查查血脂

/马明 中日友好医院血脂异常门诊副主任医师

有些白领女性，比较缺乏预防高脂血症的意识，即便到了更年期，出现了脂肪肝和血脂异常，也不去找医生咨询，而是少吃节食，甚至吃减肥药、减肥保健品。

这些做法并不科学。《中国成人血脂异常防治建议》要求，绝经后女性应每年测定一次血脂。如果家族里有冠心病、糖尿病、高血压等，检测的频率就要增加，如果去看专业门诊，医生可能会建议，3 ~ 6个月查一次血脂。

血脂异常，并不仅仅是血液出了问题，它涉及全身的代谢，对于全身的血管健康影响很大。尤其是更年期面临雌激素下降的问题，要监测血脂。有些女性血脂异常早期缺乏典型的症状，往往没有任何不适感觉。因此，血脂化验的结果，应由专业医生根据每个人的具体情况综合分析，来判断血脂是否正常，进行分层管理。

医生更注重对生活方式的指导，比如，会建议注意膳食平衡，适当吃些松子、榛子等坚果和膳食纤维。坚果可抑制胆固醇在肠道的吸收，从而降低血液胆固醇。膳食纤维广泛存在于粗粮、杂粮和蔬菜中，能增加胆固醇的排泄而降低血液胆固醇。

有些女性每天开车上下班，医生就会提出运动建议，增加中午和晚上的运动量。不能仅仅是做瑜伽、散步，要适当增加有氧运动。如果生活方式的调整无法降脂，就要服药了。

降脂好习惯从夏天开始

/马明 中日友好医院血脂异常门诊副主任医师

夏季人们出汗多，容易造成血液黏稠度升高，使得缺血性心脑血管事件高发。另外，夏天人们容易腹泻脱水，也是造成血液高黏稠的重要原因。

夏天是调节血脂的有利季节。因为一方面夏天人们消化液分泌减少，食欲减退，另一方面夏天蔬菜瓜果丰富多样，油腻食物摄入量自然就减少了，高脂血症患者不妨利用夏天来调节血脂。

口不渴也注意补水

夏季出汗多，人体水分丢失大，及时补充水分尤其重要。补充水分有几个原则：晨起和睡前喝水很重要，以防止血液瘀滞；要经常喝水，而不要等到有口渴的感觉时再喝，因为这时身体已经处于缺水状态了；运动时尤其要注意补水。

两拳头水果两拳头菜

降血脂的饮食原则就是要少吃高脂肪、高热量和高胆固醇食物，多摄入水果、蔬菜。水果的摄入量一般每天 250 ~ 500 克就可以了，大概两个成年人拳头大小的量是最合适的，品种则越多越好；各种新鲜蔬菜的摄入量也在500克左右，大概也是两个拳头大小。

周运动别超过 5 小时

天热时剧烈运动会导致水分大量流失而对身体不利。一般每天运动的适宜时间是 30 ~ 60 分钟，每周最好保持在 3 ~ 5 次，即每周不要超过 5 小时。以中低强度的有氧运动为好，即运动中稍微有疲劳感，但能连续说出完整句子。另外，运动时间最好选择在傍晚，避开高温时间段。

降血脂要上“双保险”

/马明 中日友好医院血脂异常门诊副主任医师

以往血脂高一直被认为是老年人的“专利”，而第二届中国城市健康状况大调查结果显示，我国青壮年人群中近半数血脂异常。此次调查结果却着实给中青年敲响了警钟——“半数青年血脂异常”使这个老年病逐渐呈现年轻化趋势。不过，血脂异常并非不可逆转，只要在饮食和运动上多下工夫，降血脂并不是件难事。

两次体检

两次体检并非指一年体检两次，而是首次体检查出血脂高的话，最好在 6 周后复查。这是因为体检数据会受近两周内饮食、生活习惯的影响。青壮年应酬过多、饮食过于油腻时，检测出的血脂指标往往比较高。但这并不一定是真实的血脂情况。可以在保持 6 周正常饮食后进行复查，才可确诊。

两次运动

血脂异常主要是由于后天生活方式不当引起的。适当的运动能改善血脂构成。建议大家每周至少进行两次有氧运动，已经患有高脂血症的人，最好选择强度小、时间长的锻炼方案，如慢跑、快走、游泳等。

一茶一粥

一茶一粥指的是绿茶和燕麦粥。绿茶中的儿茶素能降低血浆中总胆固醇、游离胆固醇。而富含植物固醇的燕麦是公认的降血脂能手。早餐吃一碗热气腾腾的麦片粥，能够帮助我们清理动脉血管。吸收胆固醇的渠道就像一条马路，植物固醇的摄入占了“马路”较多位置，自然就竞争性地抑制了对胆固醇的吸收。

血脂异常饮食别走极端

/胡大一 国家卫计委健康教育首席专家

高危患者缺乏忧患意识，不坚持甚至根本就不控制饮食，也不运动，而且还大块吃肉。问及原因，说得很壮烈：“人这一生如果不吃饱、吃好，活着还有什么意思？”这种无视生命航道是否通畅，只求嘴上痛快的“美食至上主义者”，往往就是疾病最喜欢的对象。

还有一些仅仅只有血脂的轻度增高、没有其他冠心病危险因素的低危患者却很紧张，不吃鸡蛋，不吃油和肉，生怕“祸从口入”。事实上，饮食治疗是指均衡饮食。通过饮食调整来达到降低血脂的目的，不是完全不进食含胆固醇的食物。

说到这儿，讲一个小故事，美国著名的埃菲尔建筑公司在承建某山区一条铁道的过程中，遇到一个难题。当工程进行到一半的时候，在铁路的断头处发现了十几棵树，严重阻碍了他们的进度。

摆在他们面前的路有两条：一是把这十几棵大树彻底砍伐掉，给铁路让道。但如果这样的话，树上的鸟儿就将失去它们赖以生存的家园；二是绕开这十几棵大树，重新选择区域修建铁道。只是这样一来，在工程预算的基础上会多出很大一笔开支。

当时，拥护第二种办法的人很多。公司董事长劳斯顿则决定，让工程队将这些大树平移到距离隧道 16 千米的地方，并把它们培植起来继续生长。

此举既可以让公司的铁道工程继续进行下去，从而避免巨额的额外开支。另一方面，又可以让小鸟继续拥有属于自己的家园。

因此，在我们遇到要么“这样”要么“那样”的选择时候，辩证地处理一下，是不是会好一点呢?

所以，控制胆固醇，你只要记住：什么都吃，什么都不要多吃。总量应控制，食物种类搭配应合理。

高脂血症患者：吃粗粮好处多

/赵英敏 国家二级公共营养师

谷类是我国传统膳食的主体，但目前，动物性食物在餐桌上占的比重却越来越大。

高脂肪、低膳食纤维的膳食模式造成了高血压等慢性疾病发病率的逐年增高，不仅给身体带来痛苦，也给家庭造成负担。

我们提倡保持原有的健康膳食模式，以谷类为主，粗细搭配，吃粗粮不再是贫穷的象征，而是一种健康的饮食方式。

粗粮的营养丰富，它保留了谷物中更多的膳食纤维、B族维生素和矿物质，有利于预防肠癌、便秘、糖尿病、心脏病、高脂血症等疾病。研究证明，吃粗粮多的人，随着年龄而发胖的危险比较小，而吃精白米精白面的人，发胖的风险非常高，而“三高”及心脑血管病往往与肥胖“结伴同行”。

粗粮的种类很多，燕麦、小米、玉米、黑米及各种豆类都可以换着加入米饭中。

比如燕麦中富含β-葡聚糖，可延缓血糖、血脂的上升，其所含的燕麦皂苷对保护心血管也有帮助；而各种豆类不仅含丰富的蛋白质，其血糖生糖指数也比精米白面低很多，且饱腹感强，对控制血糖、血脂、血压均十分有益；玉米对高脂血症、高血压、老年性视网膜黄斑病变等都有很好的辅助治疗作用。

粗粮饭的做法很多，像玉米、黑米、燕麦等可以和大米做成米饭，不仅使米饭变得香糯可口，同时增加了这些粮食中的营养，非常适合经常食用。喜欢吃面食的朋友，还可以用这些粗粮做成粉，混合一起，口感也相当不错，如黑米馒头、玉米馒头、燕麦馒头等。

不过要注意，也不要只吃粗粮，而放弃了细粮，粗细结合才是最好的。另外，脾胃虚弱的患者，还有消化不良的患者不宜多吃粗粮。

降脂，冻豆腐是高手

/王东旭 南京市中西医结合医院，副主任中医师

豆制品有一定的降脂功能，冻豆腐的降脂作用在所有豆制品中是最强的。

因为，冻豆腐是由新鲜豆腐冷冻而成，所含的营养物质并没有因冷冻过程而流失，有些营养物质经过转变，反而对人体有好处。

冻豆腐含有丰富的不饱和脂肪酸、膳食纤维和植物固醇，有降低胆固醇的作用；其中的卵磷脂在人体内形成胆碱，有防止动脉硬化的效果。

有研究显示，整粒大豆的消化率为65%，豆浆为84.9%，而冻豆腐为95%。豆腐经过冷冻后，蛋白质、钙等营养物质几乎没有损失，所以冻豆腐基本具有普通豆腐的营养。此外，冻豆腐具有孔隙多、营养丰富、热量少等特点，不会造成明显的饥饿感，是肥胖者理想的减肥食品。因此，经常在外应酬或者血脂高的朋友不妨多吃些冻豆腐。

冻豆腐中的嘌呤成分较多，痛风患者和血尿酸浓度增高的患者在急性期应禁食。

高脂血症患者隔日吃个鸡蛋

/ 田颖 北京朝阳医院心脏中心副主任医师
/ 齐淑媛 北京通州区潞河医院心内科副主任医师

我们身边有不少人因为血脂高不敢吃鸡蛋。那么一个鸡蛋黄里面究竟含有多少胆固醇呢？

一个中等大小的鸡蛋黄约 15 克左右，每克鸡蛋黄里约含有 15.1 毫克胆固醇，如此计算下来，一个中等大小的鸡蛋黄里约含有 225 毫克胆固醇。《中国居民膳食指南》建议：每日摄入的膳食胆固醇不宜超过 300 毫克；如果是高脂血症者则应限制，每日膳食胆固醇量应不超过 200 毫克。

也就是说，血脂高的人群每日吃一个鸡蛋，其胆固醇摄入量将会超标，但隔日吃一个鸡蛋还是可以的。当然每日膳食还会摄入其他胆固醇，如动物内脏等，这里建议摄入的胆固醇含量是指每日摄入的总量。因此在均衡饮食的情况下，高脂血症者可以每周吃 2 ~ 4 个鸡蛋。

高脂血症患者：常吃凉拌紫茄和醋

/何晓琴 浙江台州医院营养科副主任医师
/李再贵 中国农业大学食品科学与营养工程学院副教授
/周小理 上海应用技术学院教授
/顾怀宇 中山大学中山医学院教授

常吃茄子可以降低血液胆固醇，茄子是心血管疾病患者的理想食品。特别是对动脉硬化、高血压、冠心病患者非常有益。茄子皮有白、青、紫三种，以紫皮为最好。紫皮茄子中含有丰富的维生素 P，其含量最多的部位是紫色表皮和果肉的结合处。所以吃的时候别去掉外皮。

茄子在传统的油焖制作过程中，会造成维生素 P 的大量损失。为了减少维生素的损失和脂肪的摄入量，建议选择凉拌食用，适合高脂血症、高血压及心脑血管疾病患者经常食用。

经常把醋作为调料或者蘸食，有利于抗疲劳，提精神。因为醋能抑制造成疲劳物质的生成，丰富的有机酸，能促进人体新陈代谢，使肌肉中的疲劳物质分解，使人精神。

醋还能开胃，增进食欲，其所产生的热能，还帮助钙、铁和磷等无机盐溶解，利于人体吸收。

同时，醋对预防高血压及高脂血症、糖尿病、骨质疏松及抗氧化和抗衰老，都有不小的帮助，尤其解酒的效果比较明显。不过，胃酸过多的人，不宜过多食醋。

红红山楂降脂减压

/邵静 河南中医学院一附院老年病科主任医师

山楂又名“山里红”“胭脂果”。它既是水果又是药材，味道酸甜可口，别小看这一粒粒的小红果，它的营养和功效可并不像我们想得那么简单。

作为水果中的“佼佼者”，山楂中富含山楂酸、黄酮类、三萜类、槲皮素、牡荆素、内酯等多种有益成分，且山楂中钙、B族维生素、维生素C、胡萝卜素的含量也很高，在水果中均名列前茅。

除了可以健胃消食外，常吃山楂还能预防高脂血症、高血压、高血糖。现代医学研究证实，山楂中所含的多种活性成分，有助于清除血管壁的垃圾，保持血管通畅，具有软化血管、扩张冠状动脉、改善心肌功能、降血脂、降血压、促进脂肪代谢及消食健胃等功效。从而保护心、脑、肝、肾等重要脏器。被誉为“血管的清道夫，心脑的守护神”。

中医认为高脂血症、动脉粥样硬化的形成，外因为久食膏粱厚味和肥甘之品，内因为老年衰弱或先天不足造成肾的阴阳失调。建议血脂高的人不妨经常喝点山楂粥。

取干山楂30～45克（或鲜山楂60克），大米100克，砂糖适量。将山楂煎取浓汁，去渣，同洗净的大米同煮，粥将熟时放入砂糖，稍煮1～2沸即可。可作为点心热服。

山楂粥能健脾胃、助消化、降血脂。适用于高脂血症、高血压、冠心病及食积停滞、肉积不消的患者。

高脂血症患者多喝“五道茶”

/张晓天 上海曙光医院东院治未病中心主任医师

高脂血症患者，无论是中医还是现代医学，都会指点其要靠管住嘴、迈开腿，再加上限盐少油补点钙，合理膳食营养均衡，等等。在这里，专家还推荐了5道茶饮。

长得太胖喝五宝茶

经常感到倦怠乏力，胸骨和肚脐之间腹部闷胀，消化不良，痰多，嘴里不清爽，属于脾虚湿阻型高脂血症，宜每天用白术、茯苓、荷叶、藿香、佩兰等 5 种药材泡水当茶喝。

精神不济试七味茶

感到精神不济，心悸气短，呼吸不畅，胸部钝痛，手足麻木，头发掉得厉害，这是气虚血瘀型的高脂血症，应每日服用药用黄芪、葛根、当归、桃仁、红花、何首乌、枸杞子等 7 味中药泡水当茶喝。

血脂太高喝山楂茶

高脂血症患者可用生山楂 50 克、枸杞子 10 克、何首乌 10 克、菊花 10 克，煎水 500 毫升代茶饮，1 日饮完，连饮 20 日为 1 个疗程。

减轻体重喝冬瓜茶

冬瓜连皮，每日 30 ~ 60 克，煎汤当茶分数次饮服，连服 1 ~ 3 个月。冬瓜是瓜蔬中唯一不含脂肪的，所含的丙醇二酸可抑制糖类转化为脂肪。

消脂退热饮荷叶茶

荷叶有消热化浊之功，有一定减肥消脂作用，常服可使血脂下降。可将荷叶烘干研末，每次服 6 克，每日 2 次，连续 3 ~ 6 周。

降血脂吃什么更健康？

／刘克玲 中国健康教育协会常务副会长
／马明 中日友好医院血脂异常门诊副主任医师
／王景峰 中山大学孙逸仙纪念医院心内科教授

想把血脂异常轻松“吃掉”吗？我们的健康调脂食物大搜索就从大家最青睐的蔬菜、水果开始吧。在红黄白绿、甜酸苦辣的蔬果中，首先隆重推出的是绿豆芽、洋葱、苹果这“降脂三宝”。

不过，为了调节血脂，我们也没必要当“苦行僧”，除了蔬菜水果，海鲜、肉类、零食，只要选择得当，您大可以安心享用。

三文鱼：降甘油三酯是好手

三文鱼中含有丰富的 ω-3 不饱和脂肪酸，能降低血液中甘油三酯水平，并能升高高密度脂蛋白胆固醇，增强血管弹性。

在淡水鱼中，鲤鱼是非常值得推荐的降脂食物。鲤鱼虽然脂肪含量较高，但大部分是不饱和脂肪酸，能帮助排除血管“垃圾”，降低胆固醇。

各种贝类的胆固醇含量不一样，扇贝、蚌类含胆固醇较低，可适量食用，虾、蟹、鱿鱼含胆固醇较高，最好少吃。

去皮鸡肉：可去掉大部分脂肪

相比猪、牛、羊等红肉，含较多不饱和脂肪酸的禽肉（白肉）当然更适合血脂异常的人群。不过吃禽肉时一定要记得去皮。鸡肉是蛋白质的最佳来源，去皮可去掉绝大部分的脂肪，是禽肉中的首选。但鸭和鹅即使去皮，仍含较多脂肪，要少吃。

禽蛋类的蛋黄富含胆固醇，蛋白基本不含胆固醇。

花生：植物固醇打败胆固醇

花生中含有丰富的植物固醇，这是在干果中普遍存在的一类固醇化合物，可以与胆固醇产生竞争作用，从而抑制人体对胆固醇的吸收，降低血液胆固醇水平。此外，花生还富含不饱和脂肪酸、胆碱、卵磷脂等营养成分，可使人体内的胆固醇分解为胆汁酸排出体外。

核桃仁、芝麻、杏仁、榛子也是非常适合血脂异常人群食用的小零食，比如芝麻中含有丰富的亚油酸和卵磷脂，可降低血液中的胆固醇，芝麻素能抑制胆固醇的吸收与合成，改善血脂过高的状况。

绿豆芽：将胆固醇排出去

绿豆本身就是一种很好的降胆固醇食物，而在它发芽过程中，维生素 C 可达到绿豆原含量的六七倍之多。大量维生素 C 可促进胆固醇排出，防止其在动脉内壁沉积。绿豆芽的膳食纤维能帮助清除体内垃圾，还可以与食物中的胆固醇相结合，并将其转化为胆酸排出体外，从而降低胆固醇水平。绿豆芽性味甘凉，富含水分，还可以解腻生津，是不可多得的减肥调脂的小菜。

洋葱：升高好胆固醇

洋葱是极少数含有前列腺素 A 的蔬菜，前列腺素 A 是一种较强的血管扩张剂，能够软化血管，降低血液黏稠度，增加冠状动脉血流量，促进引起血压升高的钠盐等物质的排泄，因此既能调节血脂，还有降压和预防血栓形成的作用。更难能可贵的是，洋葱中含有一种洋葱精油，不仅可降低胆固醇，改善动脉粥样硬化，还能升高“好胆固醇”——高密度脂蛋白的含量。

苹果：吸收多余胆固醇

苹果是人们容易忽视的“降脂果”，它的降脂作用源于其中丰富的果胶，这是一种水溶性膳食纤维，能与胆汁酸结合，像海绵一样吸收多余的胆固醇和甘油三酯，并帮助其排出体外。

果胶还能与其他降胆固醇的物质，如维生素 C、果糖等结合在一起，从而增强降血脂功效。

此外，苹果分解的乙酸也有利于胆固醇和甘油三酯的分解代谢。

鳄梨：增加好胆固醇

鳄梨含有丰富的维生素 E、蛋白质、不饱和脂肪酸及叶酸，常吃对降血脂很有好处。

做三明治或沙拉的时候，可加些鳄梨，以增加饮食中有益心脏健康的脂肪——单不饱和脂肪。鳄梨中所含的这种脂肪有助于减少体内坏胆固醇，同时增加体内好胆固醇。

除了绿豆芽、洋葱、苹果以外，山楂、猕猴桃、橙子、胡萝卜、芹菜、黄瓜、韭菜、竹笋等都是对调节血脂非常有益的蔬菜、水果。

玉米油：可降胆固醇

常吃玉米油有助降低胆固醇，是高脂血症患者首选的食用油之一。玉米油所含丰富的植物甾醇和维生素 E 都是降脂、护心的有效“法宝”。

植物甾醇是植物中的一种活性成分，在坚果、豆类、谷物、植物油等食物中含量比较丰富，它与胆固醇的结构相似，因此可与胆固醇产生竞争作用，减少胆固醇在肠道内的代谢、吸收。

在植物油中，玉米油、米糠油、小麦胚芽油等谷物油，比别的油类植物甾醇和维生素 E 含量更高，而维生素 E 有软化血管、降甘油三酯的作用。因此谷物类油非常适合高脂血症患者食用。

第七章 心脑血管疾病：血管疏通百病祛

所谓心脑血管疾病，是心血管疾病和脑血管疾病的统称，专指高脂血症、血液黏稠、动脉粥样硬化、高血压等所导致的心脏、大脑及全身组织缺血性或出血性疾病 。也被称为“富贵病”的“三高症”。

每 5 人中就有 1 个患心血管病

/刘克军 国家卫计委卫生发展研究中心副主任
/吴兆苏 北京市心肺血管疾病研究所流行病研究室研究员
/史祖民 江苏省疾病预防控制中心
/高润霖 北京阜外心血管医院心内科主任医师，中国工程院院士

目前，我国包括冠心病、脑中风、心力衰竭和高血压在内的心血管病患者估计已达 2.3 亿，其中高血压患者达 2 亿。相比 2002 年的统计，截至 2008 年，6 年激增 4000 万。每年有 300 万人死于心血管病，每天因心血管病死亡约 8200 人，约每分钟有 6 人死于该病。

《中国心血管病报告 2010》指出，现代人体力活动明显不足、健康膳食问题明显、烟草防控形势严峻和不良生活方式以及人口老龄化都是心血管疾病的危险因素，这使我国居民患肥胖、糖尿病、高脂血症和高血压等心脑血管疾病的危险因素均呈持续上升趋势。

2011 ~ 2020 年将是中国预防慢性病流行的关键期，据目前的发病增速估计，如不采取有效预防措施，在未来 10 年，40 岁以上心血管病、慢阻肺的患病率将会上升到目前患病人数的 2 ~ 3 倍。降低心血管病的发病率，关键还在于改变不良生活方式、降低危险因素。

最隐秘的坏吃法——味精和精糖

众所周知，高盐饮食是血压升高的危险因素。有些人说盐要少吃了，那就加点味精吧，至少口感好。如果这样选择，请你手下留情！

江苏省疾病预防控制中心进行的营养和食源性疾病预防研究显示，谷氨酸单钠盐（味精的主要成分）总摄入量与血压升高有关，尤其以女性和应用降压药物者为著。

与食盐一样，味精中的主要成分中会有钠元素，而钠元素的摄入量则直接影

响血压，因此，要像控制食盐摄入量一样，严格控制味精的食用量。

现在中国人的生活方式远不同于30年前，饮食中的高糖、高盐、高脂越来越多。如果说高盐和高脂肪的摄入要靠老百姓自我控制饮食，那么精糖就是一个隐藏起来的杀手，难以防控。随着生产工艺的提高，将白糖和红糖中的其他成分被剔除掉后，只剩下了精糖，因此，食物中的糖分含量比以往有了增加，糖尿病的患者数量也在上升，而糖尿病也是心血管疾病的诱因之一。

最可怕的医疗数据——30亿元、100亿元和180亿元

2008年，我国心血管疾病中的急性心肌梗死、颅内出血、脑梗死这三种疾病的住院总费用分别为23.38亿元、77.02亿元和121.2亿元，到2009年，这三个数字分别超过了30亿元、100亿元和180亿元。

2004年至2009年，这三种常见的心血管疾病的住院总费用每年平均分别以35.34%、26.32%和32.89%的速度增长，速度远超每年的全国GDP增速。这些惊人的数据并不能完全反映三种疾病费用的真实水平，由于医院、政府等各方机构的数据尚不能做到全面覆盖，其真实的数据只会超过这些数据。这并非耸人听闻，而是想告诉大家，心血管患者为了治病，给其家庭带来巨大的经济负担。

心血管疾病是可预防的，改变自己的生活饮食习惯，能减少生病带来的经济负担。因为，不得病就是在赚钱。

最具中国特色的病况——脑中风，控血压是关键

中外心血管病也有很多区别，东方人患脑中风的比患冠心病的多，而西方人则是患冠心病的比患脑中风的多，原因主要是人种差别，与饮食、生活习惯等因素并没有直接关系。

此外，东方人脑中风发病率高的主要病因是高血压造成的，而西方人由于胆固醇摄入量高，因而冠心病发病率较高。所以，对我国而言，管控高血压是防治心血管疾病的关键。从西方的经验来看，在经过二三十年的管控后，冠心病发病率已经有了拐点，患病率在逐年下降，而我国由于处在社会经济发展的转型期，高血压

的发病率正处在一个“井喷期”，因此，更应给予足够的重视。

手术最多的地区——北京

中国医学科学院阜外心脑血管医院是国家心血管新药临床试验研究中心，该院院长胡盛寿在讲述中国心脏外科的发展史中提到，2010 年，阜外心血管病医院做心脏外科手术达到 9384 例，超过了美国著名 Cleveland 心脏中心一年的手术数量。尽管这主要是因为中国人口基数较大，但是也说明了中国心血管外科手术在技术上的进步。

人与动脉同步

／刘玄重 中国健康促进与教育协会理事，北京天坛医院心内科主任医师，教授

血管使用寿命不足 75 年

“人与动脉同寿”是 19 世纪法国名医卡博尼斯的名言。意思是说，人体动脉不断硬化阻塞，最后当重要脏器（心脑）梗塞坏死之日，就是人的寿终正寝之时。20 岁后动脉血管平均每年以 3% 的比例堵塞，血管堵塞 70% 以上才会有主观不适的感觉。

人的骨骼大约可用 200 年，但中国人的心脑血管平均使用年限目前还不足 75 年，所以中国人的平均寿命不到 75 岁。心脑血管病危害最大的是动脉粥样硬化，我们要健康长寿，首要任务是让动脉血管多使用几年。

动脉粥样硬化是怎么产生的呢？专家总结了一个顺口溜：

高龄、男性、女绝经，四类“高人”（高血压、高血糖、高脂血症、高体重）易得病，“五高饮食”（高热量、高脂肪、高糖、高胆固醇、高盐）少活动。此外 吸烟、性格、水质等，若合并有遗传因素，则危险性明显增加。

越符合这些因素，得动脉粥样硬化、心脑血管疾病的危险性就越高。

好记的血脂标准 4321

很多人都觉得血脂标准的数值难记，因为考察的指标多，比如高密度脂蛋白胆固醇（好胆固醇）不能低于 1.15 毫摩尔 / 升，低密度脂蛋白胆固醇（坏胆固醇）不能高于 3.36 毫摩尔 / 升等。其实，不必过分去抠那些数字，只需记住 4321 就可以了。

不管你多年轻，身体多好，如果你的坏胆固醇是 4 或接近 4，说明血脂已经有问题了，需要赶紧去找医生；如果身体不错，坏胆固醇在 3 左右，说明正常；但如果已经有心脑血管疾病了，那么坏胆固醇一定要降到 2 左右；而好胆固醇记

住 1 就可以了，一定要超过 1，标准是 1.15 毫摩尔 / 升。

适当宣泄情绪有助健康

不发愁、不伤心，很难做到。最新心理学研究证实，适当的负性情绪是需要的。偶尔的郁闷、烦躁，比从来都一帆风顺，突然栽个大跟头的要好。

不懂得愤怒的人一直在压抑自己，发生恶性肿瘤的危险会增高。古人常说，怒伤肝，喜伤心，思伤脾，悲伤肺，恐伤肾。指的是过度，适度的喜怒悲思恐，反而有助健康。

笔者在奥运期间给民工做过健康讲座，当谈到对家乡亲人的思念和牵挂时，给这些民工量血压，发现他们许多人的血压都平稳地轻度下降了。大家总把减压挂在嘴边，实际上适度的压力是好的。

控压是关键

降低心血管疾病导致的过早死亡，还是要从降低危险因素入手。高血压、高脂血症、糖尿病、肥胖等都容易导致心血管疾病的发生。

高血压是这些危险因素中最重要的发病因素。长期高血压可促进动脉粥样硬化的形成和发展，使血管腔阻塞或变狭窄，当患者的脑动脉硬化到一定程度时，一时的激动或兴奋，会使血压急骤升高，脑血管破裂出血，出现危险。

控制高血压要做到低盐摄入、加强运动、清淡饮食、多吃水果和蔬菜，遵医嘱服降压药。

老人便秘易诱发心脑血管疾病

／席作武 河南省中医院肛肠科主任，教授

秋冬季是便秘的高发季节，因为空气中的水分减少，气候干燥，人体“小环境”也发生类似情况。而“津液亏虚”，便秘的情况就容易发生或加重。

便秘的“帽子”别乱扣

很多人对便秘的概念不很清楚，认为只要一天没有大便就是便秘，其实不然，便秘是便次少及排出困难或两者兼有，并伴有腹痛、腹胀、恶心、口苦、肛门疼痛、排便不尽感、便血、心情烦躁等，且一周大便次数少于 2 ～ 3 次者才叫便秘。如果长期便秘，食物经胃肠消化吸收而形成的残渣在肠道内停留过久，就容易发酵腐败，产生诸多有害气体和毒物，如酚、胺、吲哚、硫化氢等，这些毒物不能及时排出，被肠壁吸收后进入血液循环系统，就会出现头晕、乏力、神志淡漠、心烦、口臭、恶心，以及皮肤干燥、粗糙、无光泽等自体中毒症状，加速身体老化。便秘时易引起肛门疼痛，可直接诱发肛门直肠疾患，如痔疮、肛裂等，尤其对老年人危害更大。特别是患有高血压、中风的老年人，由于排便困难，屏气使劲，使腹压增加，从而诱发心脑血管疾病发作。

便秘多吃果蔬和粗纤维食品

北方气候干燥，更要注意饮食调理，平时要多饮水，以维持水代谢平衡，防止邪火上侵。可多吃一些生津止渴、润肠通便的果蔬，如银耳、蜂蜜、香蕉、西瓜、梨、萝卜、番茄等。还应多吃粗纤维食物，如韭菜、芹菜、冬菇、木耳、荞麦、全麦胚、黄米、全麦面包等。粗纤维食物可刺激肠壁，使肠蠕动加快，促进排便。便秘者应禁忌浓茶、咖啡、酒类、大蒜、辣椒等刺激性食物。禁食含鞣质较多、收涩大便的食物，如嫩蚕豆、莲子、芡实、巧克力之类。

四步筛查法防血管“塞车”

/朱建华 浙江大学医学院附属第一医院心脏病中心主任，教授
/王建安 浙江大学医学院附属第二医院心脏病中心主任

冠心病、中风、下肢动脉闭塞这三类常见病是同一种疾病——血栓性疾病。我国血栓疾病患者已达一千万，高危人群要及早筛查，做好四步筛查法，防心脑血管意外。

只因血栓堵了血管

血栓性疾病的形成，是由于血管腔内凝固的血液所形成的血栓出现脱落，随血液流动，从而堵塞血管，形成血栓栓塞，就像是发生在血管中的“交通堵塞”。

如果血栓停留在脑动脉，就会引发中风；血栓若堵塞了心脏的冠状动脉，则会诱发心肌梗死或心绞痛；血栓若堵塞了下肢动脉，会造成下肢动脉闭塞。

及早做个四步筛查

血栓性疾病虽然来势汹汹，但大部分是可以预防的。有血栓性疾病家族史、糖尿病、高血压、高脂血症、吸烟等人群是高危人群，应及早进行心脑血管筛查。

防脑中风，可以做个颈动脉超声检查。而防心梗，则可做四步筛查法，第一步是做心电图；如果有问题，则做进一步的平板运动试验，在运动负荷情况下，如果出现心肌缺血的表现，就要高度怀疑了；接下来，做冠状动脉 CT，检查血管狭窄的情况；如果不乐观，则要做有创的冠状动脉造影检查，早期确诊冠心病。

体检别忘进行运动平板试验

/徐浩 中日友好医院心血管中心副教授

心血管疾病逐渐年轻化已是不争的事实，突发心脏病去世的中青年人也不少见，并非他们平时没有体检，很多都是因为“走过场”的体检没有针对性。对于心脏疾病，其实只要在体检时主动增加一项运动平板试验，就能避免潜在的危险。

目前常规体检项目中，对心脏一般靠心电图来检测。心电图一般只能检测出心律失常、心梗等显性的、处在发病期的心脏疾病，而对于隐性的、慢性的冠心病等早期心脏疾病的检出率很低，容易发生漏诊。针对这种情况，40 岁以上的人可以主动要求增加一项运动平板试验来排查。

运动平板试验，就是做完普通心电图检测后，接着在一个类似跑步机的仪器上进行跑步运动，随着时间增加，逐渐提高跑步的速度，使心脏负荷达到较高程度，观察心脏是否存在隐患，一般时长约 10 分钟。如果没有出现心脏不适，则表示心脏功能基本正常，如果出现憋闷、难受，甚至疼痛的感觉，则提示需要做进一步的检查，包括心脏彩超等项目。运动平板试验在大多医疗体检机构都能做，检测费用一般不超过 200 元。普通心电图对冠心病的检出率最多达 30%，而加上运动平板试验检出率可达 80% 左右。

目前早期检测心血管病变又多了一项选择，一种叫“动脉硬化检测仪”的仪器，通过检测脉搏搏动波、同时测量手腕和脚踝部血压，可早期诊断和筛查出动脉硬化，整个过程仅需 5 分钟，检查费用在 100 元左右。目前在国内一些大型体检机构已经有类似仪器的应用。

化验血脂前应注意什么？

／胡桃红 解放军火箭军总医院心血管内科副主任医师

血脂检查在心血管疾病的诊断、治疗和预防中，有重要的参考价值，但有些患者由于不了解血脂检查前的准备工作，导致血脂检查结果不准，影响病情判断。

为了保证化验结果的真实可信，在化验血脂前，患者应注意以下几点：

当心药物干扰

某些治疗冠心病的药物可使胆固醇和甘油三酯降低；维生素 A、维生素 D 可使胆固醇升高；硝酸甘油、甘露醇可使甘油三酯升高。因此，在抽血前2 ~ 3天，不要服用这些药物。

合理控制饮食

抽血前 12 小时内不能进食，8 小时内不能饮水，3 天内不能饮酒，不能吃动物肉，因为动物的内脏、脑、骨髓、脂肪等胆固醇含量都很高，这些食物中的脂肪以及酒精等会对血脂有暂时性升高的影响。

适度健身运动

化验血脂前 2 ~ 3 天不要做过猛的健身运动，如跑步、打球、跳高等。因为运动量过大过猛，会使脂肪中的脂酶活性增加，血脂会相应降低，这对化验结果也会有一定的影响。尤其是老年人在早晨不要锻炼。

由于影响血脂化验结果的因素较多，因此，标准的血脂浓度应该取两次血脂浓度的平均值，期间间隔一周。

别把动脉硬化当缺钙

/陈志强 中国中医科学院望京医院心血管外科主任医师

一位 60 多岁的大妈因为夜里经常腿抽筋去医院检查，结果发现不是缺钙，而是患了下肢动脉栓塞。这在门诊中挺常见，许多老人常以为腿脚有问题就是缺钙，于是拼命补钙，其实，下肢动脉硬化闭塞症也有这个症状。

下肢动脉硬化闭塞症是由于下肢动脉粥样硬化斑块形成，引起下肢动脉狭窄、闭塞，进而导致肢体慢性缺血。在该病初期，有些老人会出现下肢肿胀、发凉、抽筋、疼痛等症状，严重时会出现间歇性跛行，即患者在不走路的时候没有明显的不适，但一走路患病下肢就会出现酸胀不适感，不得不停下来休息，休息一段时间后这种不适感消失，又可以继续走路。

有糖尿病、高脂血症、高血压的中老年人尤其要注意防范这种病。因为血液黏着性增高及高龄等是下肢动脉硬化闭塞症的危险因素。另外，吸烟也可能使周围动脉疾病的发生率增高 3 ~ 4 倍，因此，患有以上病症的中老年人最好尽早戒烟。

最后，建议患有糖尿病、高脂血症、高血压的老人一旦发现腿部出现发凉、肿胀等明显不适时，应尽早到医院的外科或心血管外科就诊，通过 B 超或彩超查明病症，而不要盲目补钙导致病情延误。

患者在治疗的过程中也应整体看待和治疗，需要控制血压、血糖、血脂，严格戒烟等，积极诊治可能伴发的心脑血管疾病。同时，还要在医生指导下加强锻炼，促进侧支循环形成，并注意足部护理，避免皮肤破损、烫伤。

防心脑血管病最怕“三大傻”

/伊一 健康时报特约记者

我国每年有 200 多万人死于心脑血管疾病，此病堪称人类健康第一杀手。防心脑血管疾病，千万别犯“三大傻”：

每年定期输液，就能高枕无忧了吗

预防脑血栓是一场“持久战”，而定期输液只是突击行为。

短时间内输入大量液体，反而会加大血液循环流量，增加心脏的负担，增高血压，对有心肺疾患、高血压的老人来说，尤其在滴速过快的情况下，甚至有可能引起心力衰竭、脑出血。

与肉绝缘就万事大吉了吗

一旦查出胆固醇异常，很多人就不敢吃肉了，虽然心脑血管疾病与饮食运动有一定的关系，但并不是忌口、多运动就能解决问题，因为年龄、性别、家族史等不可改变。

饮食上，可以遵循少糖、少盐和低脂的三大原则。很多人对控制糖和盐还可以，但对油的控制度较差，为了追求口感，很多素食都采用煎炸的方式，导致油类摄入过量。心脑血管疾病患者在食用油的使用上要节制，每天用油量最好不超过两汤匙。

人老了，得心脑血管疾病是必然的吗

这种认识大错特错。心脑血管疾病重在预防，由于防治药物需要长期服用，所以对药物的安全性、副作用一定要了解。安全、有效的中药是心脑血管预防药物的首选。

早餐后吃阿司匹林效果好

/王育勤 河南省中医院脑病科副主任医师

阿司匹林防治心脑血管病，有的患者习惯在临睡前服用。其实，阿司匹林适宜在早餐后服用。

阿司匹林最常见的不良反应就是胃肠道反应。它通过失活环氧化酶，抑制了前列腺素的合成，而内源性的前列腺素具有减少胃酸分泌和保护胃黏膜的作用。阿司匹林在体内分解产生水杨酸，而水杨酸对胃黏膜有直接刺激作用。阿司匹林既直接损伤胃黏膜，又削弱了胃黏膜的保护机制，长期服用可诱发并加重消化性溃疡，甚至引起胃溃疡合并消化道大出血。在正常情况下，食物在胃中停留4～6个小时，睡前已基本排空，此时服用阿司匹林将面临双重损害。

患者只需每天早餐后服药一次（每次2～3片），就能起到抗血栓的疗效。这样既避免了阿司匹林对胃黏膜的伤害，又起到了抗血栓的作用。

心血管病患者过冬三注意

/ 李运田 解放军 305 医院副院长、心脏介入科主任

冬季是心血管病患者的敏感时期，可能导致心绞痛发作，严重者还会发生心梗。安全过冬，要养成适合自身的生活规律，不随意增减药量是关键。

保证午睡半小时。冬天，老年人应该早睡晚起，一般 8 点以后起床为宜。但也不是所有的人都适合，有的老年人 5 点多醒了，就没必要在床上耗着，起床前在床上养神 10 分钟，再下床活动。有可能的话，每天最好能保证半个小时的午休，医学上有“午睡半小时，冠心病少三成”的说法。

忌随意减少药物。不少高血压患者一旦血压得到控制，就想着减少药物服用量，这种做法在冬季里是非常危险的。冬天气温较低，容易造成血管收缩，从而增加心脏的压力，诱发心绞痛、心梗等。

洗澡时间别过长。冠心病患者洗澡时要注意保暖，同时也要保持室内空气流通，避免过度闷热。洗澡时间不宜过长，最好有人陪护。若在洗澡过程中出现头晕、眼花、恶心等征兆时，应立即离开浴室并躺下休息，切勿行走或活动四肢，以免加重心肌缺血，诱发心梗。

此外，冠心病患者可以在每天临睡前，用热水泡泡脚。俗话说，睡前洗脚，胜吃补药。

防心血管病每月至少吃 4 次鱼

/ 刘小清 广东省心血管病防治研究办公室主任，流行病学研究室主任

大量流行病学证据表明，心血管疾病的发生与饮食有重要联系。这不仅与所含热量有关，而且与饮食的平衡和组成有关。

最护心血管的食物是鱼

荷兰的一项针对其全体国民的跟踪随访，探究了饮食对心血管疾病的预防作用，结果显示在 20 年间能最大限度地减少心血管疾病发病率的食物是鱼类。

若每个人在一个月内至少食用鱼类 4 次，将会减少 12% 的初发急性心肌梗死、6% 的其他心血管疾病和 10% 的脑中风。

鱼类对心血管的保护作用主要得益于其中的 ω-3 脂肪酸。人体每天需要摄入 ω-3 脂肪酸的量是 850 毫克，而研究显示，即便是目前提倡的每周摄入 2 ~ 5 次鱼类食物也还是不能提供足够的 ω-3 脂肪酸。

所以，专家建议，每月吃 4 次鱼是最低要求，每周吃 2 ~ 5 次是及格水平，在每周 2 ~ 5 次的基础上再补充富含 ω-3 脂肪酸的其他食物（如核桃、花生、芝麻等）就是优秀了。

此外，蔬菜尽量选择深绿叶的，全谷类食物最好挑“粗”的，比如大麦、燕麦、黑麦等。

多吃“改良”地中海饮食

鱼类、蔬菜、水果，这是典型的地中海饮食。地中海地区心血管病发病率很低，所以当地饮食受到了人们的关注。专家按照中国人以谷类为主的饮食习惯对地中海饮食进行改造，增加全谷类食物，从而给出保护心血管的组合菜单：鱼类、蔬菜、水果和全谷类。

患心脑血管病如何吃

/ 张晔 解放军 309 医院营养科主任
/ 洪昭光 健康教育首席专家，教授
/ 和渝斌 北京军区总医院心肺血管中心副主任

《健康时报》和“39 健康网”进行了一项共涉及 11135 人的调查，在“最想知道的心脑血管病防治知识”中，65.6% 的人希望获得饮食调理的知识。那么，怎样吃才能更科学呢？

记住两个关键词

疾病有很多因素与饮食有关，适当的饮食再加上合理的运动能够改善体内的脂代谢，促进脂代谢正常化，使血管内的斑块消退。适当饮食除了不吃什么，还有该吃什么。

不该吃什么？基本方向大家知道，如含脂肪和胆固醇多的食物，吃多了会引起血脂异常；盐吃多了，会高血压；糖吃多了，容易肥胖。

该吃什么？要记住两个关键词，一是一氧化氮，二是膳食纤维。一氧化氮是预防心脑血管疾病的有效物质，存在于所有蛋白质食物中，如鱼、虾之类的，既能补充蛋白质，增加一氧化氮，又不会带来过多脂肪摄入。

膳食纤维及抗氧化物是标准的优秀护心饮食，可以降低胆固醇、防止血液凝结，达到保护心血管的目的。最有代表性的是粗粮，如薏米；黏滑的食物，如海带、木耳；高纤维的蔬菜，如芹菜。

刻意保持饥饿感

除了吃什么，不吃什么，在吃上面还有别的防病窍门。“保持饥饿感”对于防心脑血管疾病来说，也是一个特别值得提倡的好习惯。

众所周知，节假日前后是心脑血管疾病高发的一个时间段，因为这个时候最容易摄入高脂肪、高热量的食物，容易使血液黏稠度增加，从而引起心脏病发作、脑中风等疾病。

平日里吃十成饱的人，到了这些时候可能会吃到十二成饱，甚至更多。这样带来的突发风险不容小视。

刻意地保持一些饥饿感则对预防心脑血管疾病有积极的作用。好的饮食习惯，除了保证清淡饮食，一日三餐保持规律，还应该一顿饭只吃七八成饱，保持适当的饥饿感，尤其是在晚餐的时候。

饭前喝汤，苗条健康

有了心脑血管病，并不代表您就得和美食说拜拜了。相反，您也可以吃得既健康又美味。

高血压患者有胖瘦之分。食谱可以分为三类：减肥食谱、日常食谱和周末食谱。这三种食谱可以灵活掌握，交替使用。如果患者身体有些胖，一定要记住：饭前喝汤，苗条健康；饭后喝汤，越喝越胖。

此外，还有最关键的一条就是要保持理想的体重。理想体重是健康的重要指标，超重和肥胖是我国人群监测中引起动脉粥样硬化的最大危险因素之一。

不同食物可互换

每个人的体重及劳动量不同，热量消耗可相差 1 倍以上。每天的热量可因人而作相应调整，大致固定以后，可以以粮换粮，以肉换肉，以豆制品换豆制品，以菜换菜来增加花色品种。

不同品种食物也可以互换。例如，主食 50 克 = 切面 75 克 = 白薯（红薯、芋头）125 克 = 水果 250 克。瘦猪肉类 50 克 = 鸡蛋 1 个 = 牛奶 250 毫升 = 鱼 100 克 = 带骨鸡肉 150 克 = 豆腐 100 克 = 豆制品 50 克。

此外，除常吃粗粮、鱼、豆制品和绿叶蔬菜外，高血压患者还应注意多进食一些有补钙、降脂、抗凝、降压等保健作用的食物。这些食物包括牛奶、燕麦片、黑木耳、香菇、番茄、西蓝花、洋葱、大蒜、红薯、玉米、胡萝卜、豆芽、荠菜、芹菜、山楂、海藻类食物、苹果等。

吃香菇护脑血管

现代营养学研究发现，香菇中所含有的一种叫香菇太生的物质，可以预防血管硬化，还具有降血压的作用。另外，香菇中富含多种维生素、矿物质以及钙、磷等元素，对于糖尿病、高脂血症能起到一定的治疗作用。

从中医角度讲，香菇具有补肝肾、益气血的作用。冬天经常吃香菇，可以补气养血。香菇味道鲜美、易消化，非常适合老年人。

由于冬天诱发心脑血管病的因素很多，如感冒、便秘、受寒等。建议可以用香菇等食物做一道“香菇木耳生姜汤”，效果会更好。选新鲜的香菇 50 克、干木耳 30 克用水泡开，再准备生姜丝 10 克、盐 2 克。把这几样一同倒入砂锅中，加入 300 毫升水，煎至 200 毫升即可。

在这道汤中，香菇、木耳、生姜齐“上阵”，不仅可以降血压、降血脂、降胆固醇、防止动脉硬化，还能增强免疫力、防寒保暖、抵御感冒。

心脑血管患者淋浴最好踩个盆

／黎晓兰 湖北省襄樊市第一人民医院心血管内科副主任医师

心脑血管患者在淋浴时，最好脚下踩个盆，边洗澡边泡脚，既保健又舒适。

不少心脑血管患者，不仅行动比较缓慢，而且体能一般不是很好，淋浴中稍不注意脚部就着了凉，很容易导致感冒。若将浴室门窗关闭得太严，空气流通又不是很好。而踩在盆里淋浴，既能起到保温保暖的作用，又可以促进脚部血液循环，降低局部肌肉张力，对消除疲惫、改善睡眠大有裨益。

两脚离心脏最远，血液供应较少，再加上脚的脂肪层很薄，特别容易受到冷刺激的影响。

在淋浴的时候，脚部受凉，特别容易引起上呼吸道黏膜毛细血管收缩，人体抵抗力下降。呼吸道对冷空气刺激最为敏感，骤然降温使呼吸器官抵抗力下降，病邪趁虚而入。轻则引起外感咳嗽，重则可使支气管炎或支气管哮喘及哮喘性支气管炎发作。而这些疾病都有可能引起心脑血管的急剧收缩，很容易出现心慌、气短，甚至导致心肌梗死等危及生命的情况发生。

热水泡脚除了可预防呼吸道感染性疾病外，更重要的是使血管适度扩张、血流加快，改善脚部皮肤和组织营养，并减少下肢酸痛的发生，缓解或消除疲劳，更利于心脑血管患者的保健。

泡脚盆不可太大，也不要太小，以双脚放在里面大小适中为宜。淋浴中流入盆中的水温应在40℃左右或人体舒适的温度，淹没踝关节。每次浸泡时间最好控制在15分钟以内。

29℃是心血管病爆发点

/邱爽 北京朝阳医院药事部主管药师

国外专家发现29℃是一个“爆发点”。高于29℃的天气持续3～4天，城市居民中患心血管病的人就开始增加，已经患病的病情也会加重。因此，老年体弱的人一定要留意这个气温“转折点”。

不要过于劳累

天热，在感到疲劳时要马上休息，以减少心脏负荷，降低心肌耗氧量，防止心肌缺血的发作。最好每天中午睡个午觉，30～60分钟即可。

多吃番茄

研究发现，番茄中的番茄红素可以抑制细胞合成胆固醇、降低血液中的胆固醇及甘油三酯的浓度，防止各种心血管疾病的发生。因此，天热多吃番茄，有利于防止心血管疾病的发生，每天1～2个即可。

注意补水

晚上睡觉前和晨起后应喝一杯凉白开，养成不口渴也要喝水的习惯。还可喝一些绿豆汤、莲子汤、百合汤、菊花茶、荷叶茶等，补水、清热、解暑。

不要全吃素

天热饮食要清淡、易消化。但是，吃得清淡，是指少吃油腻或高脂肪食物，而不是全吃素。全吃素会造成蛋白质摄入不足，每天吃60克左右的瘦肉方可达到要求。

肺动脉高压——心血管病中的顽症

/ 荆志成 同济大学附属上海市肺科医院心肺循环中心主任

典型症状——蓝紫色嘴唇

原来一口气能爬 5 层楼，现在上 3 层楼都要歇好几次，甚至原地不动都觉得呼吸困难，这很可能是肺动脉高压引起的气短。此外，这类患者还有个典型症状——因缺氧嘴唇呈蓝紫色。

知道肺动脉高压这个病的人并不多，可几乎所有的心脏病都会引起肺动脉高压，比如先天性心脏病、心肌病、肺栓塞等。我国特发性肺动脉高压每年的发病率在 100 万 ~ 200 万，尤其是女性的发病率较高，平均年龄在 36 岁。有心脏病史、心功能不全的患者，如果出现不明原因的呼吸困难、嘴唇蓝紫色时，应先排查肺动脉高压。

致死率高——及早治疗是关键

肺动脉高压不仅只有蓝嘴唇一个标志，它还被称为心血管疾病中的顽症，是一种慢性致死性疾病，不积极治疗可致心衰，甚至很快死亡。以特发性肺动脉高压患者为例，确诊后的平均生存时间仅为 2.8 年；但如果采用药物治疗，患者生存率可显著提高。

肺动脉高压简单说就是肺部的高血压，经胸片、心超、心电图这三项检查基本能发现问题，再加上患者有呼吸困难、胸痛、晕厥、咯血等症状时，在专科中心进行右心导管等专业评估可确诊。

易误诊——找对医院很重要

肺动脉高压的治疗目前有规范的肺动脉高压诊治指南，主要是以药物为主。

遗憾的是不少医生对肺动脉高压这个病并不十分熟悉，患者入院前的误诊率高达 90%，再加上其治疗费用偏高，不少患者中途停止了治疗，使该病的诊治效果不理想、死亡率较高。

目前国际上倡导一旦发现肺动脉高压，应尽快推荐患者到专业的诊疗中心就诊，以免延误诊治时机。

就医链接

哪些医院治疗心脑血管疾病比较好？

北京地区：首都医科大学附属北京世纪坛医院、北京阜外心血管病医院、首都医科大学附属安贞医院

上海地区：上海同济大学附属上海市肺科医院、上海复旦大学附属中山医院

广州地区：中山大学附属第一医院等

第八章 中风：预防，急救，康复

中风，又称脑中风、卒中等。多因气血逆乱、脑脉痹阻或血溢于脑所致。它是一种以突然昏厥、半身不遂、肢体麻木、口舌歪斜、偏身麻木等为主要表现的疾病，并具有起病急、变化快，如风邪“善行数变”之特点。

中风发作信号早判断

/谭峰 广东省佛山市中医院神内科主任医师
/王陇德 中国工程院院士、中华预防医学会会长
/王拥军 北京天坛医院副院长，神经内科主任，主任医师，教授

脑中风发病前一般都有一些小征兆，也叫“小中风”，抓住以下这些一瞬间，就可以防止真正脑中风的出现。

一侧肢体麻木

忽然间感觉手脚乏力，一条腿迈不起来，走路时步态失稳或踏空跌倒；手中的筷子或遥控器掉落地上，夹着的食物却无法送到嘴里。一侧上下肢发麻，甚至舌头、嘴唇感到麻木。

一过性头晕、头痛、视物不清

忽然出现瞬间头晕，视物模糊，眼前发黑，甚至是一过性失明，常在几秒或几十秒恢复正常，被称为单眼一次性黑蒙，通常是大脑供血不足引起视网膜缺血所致。因发生时间短，易被患者及家属忽略。

喝水发呛

喝水或进食流食时偶尔发呛，吞咽时有食物残留或吞咽不利，甚至突然出现一侧口角流口水，吃饭漏饭菜的现象。家属多认为是老年人迟钝所致，实际上是咽神经受损引起的中枢性感觉丧失发出的预警信号，是短暂性脑缺血发作的表现，也就是小中风，是提示中风发生的重要危险信号。

打嗝不止

出现难以缓解的顽固性呃逆（俗称打嗝），脑中风是其常见的原因之一。如果伴有头晕、头痛、行走不稳，就需要高度怀疑中风的可能性了。

睡觉流口水

正常情况下，成人睡着后不会流口水。如果突然出现睡觉后流口水，晨起后可以自己对着镜子笑一笑，如果伴有口角歪斜，提示中风的可能性非常大。

哈欠连天

经常感觉昏昏沉沉，说话含糊不清，看报、看电视甚至说着话就睡着了，睡觉时间明显增多但还感到发困。不少中风患者在发病前就有反复嗜睡的现象。有资料显示，缺血性中风发作前 5 ~ 10 天，80% 的人会频频打哈欠。高血压、脑动脉硬化患者如果突然出现一连串的哈欠，有可能是中风信号。

性格改变

发病前在行为、性格方面出现改变，与以前判若两人。原来活泼开朗的变得沉默寡言；性格平和的变得焦躁不安，甚至让人感到幼稚可笑，难以接受。

“脑地震”前三征兆

／王继立 郑州市第三人民医院神经内科主任

素有“脑地震”之称的脑中风虽然可怕，但“震前”却有一些明确的信号。要能及时捕捉到这些早期征兆，进行积极有效的预防，这对于减轻患者的后遗症、提高生存质量十分关键。

早期征兆九字诀

肥胖、高脂血症、高血压、糖尿病等患者是脑中风的高危人群，这些人一旦出现头晕、头痛时，家属可通过“九字诀”来判断患者是否为脑中风早期征兆。这九字诀是：笑一笑、举举手、走一走。

笑一笑：早期脑中风患者笑一笑就可能出现面部不对称、嘴歪眼斜的症状。

举举手：患者上肢不能抬高，即使抬起来也坚持不了 10 秒就会坠落。

走一走：患者因肢体麻木，难以行走。

患者若出现了以上异常情况，应立即坐下并拨打 120。在救护车到来前不要服用任何药物，特别是降压药。因为中风分为出血性中风和缺血性中风，如果患者是缺血性中风，越吃降压药缺血越严重。

对于昏迷的中风患者，除平躺外还要让患者的头歪向一侧，以避免呕吐物堵塞气管窒息。

如果患者出现昏迷，千万不要掐人中。掐人中不仅不能让患者苏醒，反而因疼痛刺激加重病情。

对于缺血性中风患者来讲，应早期进行溶栓治疗，溶栓治疗的时间一般应在发病后的 3 小时之内，否则脑缺血后细胞障碍将无法恢复。

但遗憾的是，目前我国中风治疗在 3 小时内溶栓者不足 1%。主要原因是对溶栓治疗不了解。

老人记住“3 个半”

中风导致的猝死常发生在夜间，24 小时动态心电图检测显示，有时患者心脏的跳动一天都很正常，唯独到夜里有几次大的波动，而且多发生在患者夜间起床时。

其原因主要是体位突然变化造成脑血管供血不足，特别是老年人神经调节慢，更易发生危险。

老人防止夜间发病，要注意“3 个半分钟”，即睁眼后平卧半分钟，在床上坐半分钟，双腿下垂半分钟，最后再下床活动，可避免血压波动。

中风防治“三部曲”

/王拥军 北京天坛医院副院长、神经内科主任医师，教授

全世界每 6 个人中有 1 人可能在一生中罹患中风！同时，每 6 秒钟，就有 1 人死于中风；每 6 秒钟，就有 1 人因中风而永久致残。重先兆、早治疗、防再发，远离中风，牢记中风防治“三部曲”。

早发现：小中风为中风亮起“黄牌”警告

“中风之后，如矢石之中人，骤然而至也”，有人形容中风就像“被石子突然击中一样快速”，中风的发生看起来似乎猝不及防，其实（特别是缺血性中风）在发生之前往往是有预兆的。这些预兆为中风的发生亮起“黄牌”警告。

“小中风”也叫 TIA（短暂性脑缺血发作），其症状较轻微、发作持续时间不长、大多能自行缓解。但是小症状里却隐藏着大问题。研究显示，约 1/3 的中风患者，在发病前数天、数周，甚至数月有过 TIA。如果不采取及时正确的治疗，TIA 后 24 小时内，20 人中有 1 人会发生中风；TIA 后 3 个月内，5 人中就有 1 人会发生中风。

小中风时及时就医，可以守住中风发生前的最后一道防线。中风的大风暴到来前，超八成的患者都有不同程度的先兆。但一些轻微或一闪而过的先兆往往容易被患者及家属忽略，那么，对于普通的老百姓来说，哪些信号可以辨别中风呢？只要大家养成习惯，常观察身体细微的变化，可以尽早读出身体的求救信号。比如，舌尖鲜红、青黑或僵硬，手指发麻，下眼眶眼白血丝等，都可能是心脑血管系统出现问题的征兆。

首先来讲讲辨别中风“三步法”，这在美国被称为“辛辛那提量表”，专家认为：如果符合其中的任何一项，请立刻拨打 120。

咧着嘴“微笑”：在照镜子观察自己微笑表情的时候，请务必注意自己的嘴巴。因为正常人微笑时，面颊两侧的表情是对称的，而急性中风发作的患者，由

于无法控制面部肌肉，所以在微笑时也会咧着嘴。

说不清楚绕口令：有脑血管病史或者中风史的人群，一旦感到身体不适，就让自己说一句简单的绕口令，比如“吃葡萄不吐葡萄皮”，如果发音含糊或者说不出来的话，这就说明很可能是中风发作了。

平举手臂支撑不到3秒：正常人平举手臂，保持10秒钟是没有任何问题的，但中风患者举手臂3秒钟不到，手臂就会不由自主地落下去了。

早治疗：中风后急救抓住“黄金3小时”

与毫无预兆就发生严重中风的患者相比，“小中风”患者是幸运的，因为他们获得了一次“亡羊补牢”的机会。

临床上，不少老年人在出现“小中风”症状时，常因为“没什么，休息一会就好了”“晚上去医院不方便，天亮再说”等原因，没有及时去医院就诊，白白错过了最佳治疗时机，把症状比较轻微的“小中风”拖成了半侧肢体瘫痪的“大中风”，非常可惜。

出现小中风应该毫不迟疑地去医院就诊，一旦中风发作，治疗更应该争分夺秒。中风如果没有得到及时救治，患者将以极快的速度丧失脑神经功能！正常脑组织在缺血3小时后就可能出现不可逆的变化，如果脑梗塞的患者在3小时内给予溶解血栓治疗，就可能在脑细胞还没有完全梗死之前，恢复氧气和血液供应，从而恢复部分功能。

因此，中风后急救一定要抓住“黄金3小时”，最晚不要超过4.5小时。

防再发：抗血小板聚集清理“血管水泥”

发生中风很痛苦，如果再次遭受中风则可能严重致残，甚至致命。列宁就是多次中风的典型例子，他在一年内3次中风，第一次偏瘫了，第二次就不能讲话了，第三次就去世了。据统计，中风后5年内复发率高达50%左右。

在中风发生后，为预防再次复发所采取的措施中，抗血小板聚集治疗可以说是一个中心，降血压、降血脂则是两个基本点。血小板就好比是水泥，动脉粥样硬化等脑血管病患者血管内膜会出现损伤，这时血小板会慢慢聚集起来，像水泥一样层层堆砌起来形成血栓，甚至将血管堵得死死的，这会导致中风发生及复发。抗血小板聚集治疗是防中风以及预防复发的重中之重。

发生过中风的患者，存在不同的复发风险，《2010 中国缺血性卒中二级预防指南》推荐用 Essen 评分进行风险评估，分为低危、高危、极高危三个等级，针对不同患者，可个体化选择抗血小板药物，Essen 评分等于或超过 3 分的高危或极高危患者，应采取更积极的二级预防治疗策略：有效控制好血压、血脂和血糖水平，并长期应用更强的抗血小板药物，如波立维，防中风再发。

Essen 中风风险评分量表（ESRS）

危险因素	分值
＜ 65 岁	0
65 ～ 75 岁	1
＞ 75 岁	2
高血压	1
糖尿病	1
既往心肌梗死	1
其他心血管疾病 （除外心房颤动和心肌梗死）	1
外周动脉疾病	1
吸烟	1
既往缺血性脑中风 /TIA 史	1

注：0 ～ 2 分为低危，3 ～ 6 分为中危，7 ～ 9 分为高危

防脑中风留意 8 个危险因素

/ 王陇德 中国工程院院士，中华预防医学会会长

容易引发脑中风的 8 个危险因素，笔者一个也没有。做健康教育工作，要求别人做到的自己先要做到。

笔者所说的 8 个危险因素，分别是：

有无高血压？

是否有房颤？

是否吸烟？

有无高脂血症？

有无糖尿病？

是否很少体育活动？

有无超重或肥胖？

有无中风家族史？

以上这 8 个危险因素，如果有 3 个以上，那么就属于脑中风的高危人群，需要到医院进行颈动脉筛查或进一步的检查。及早排除危险因素，就可以有效控制中风的发病。

预防脑中风，从调整生活方式上来说，最重要的无非是两点：合理地吃和健康地动，此外就是心理平衡。

吃：先吃水果后吃饭，“10 个网球”易参照

水果无疑是一种非常好的健康食物，但是很多人把吃水果的顺序弄错了。不少人习惯吃完饭再吃水果。其实，水果虽是低热能食物，但如果饭后吃，即便热量很低，也会瘀积在体内。但是如果是在饭前吃水果，则可以帮助减少对高热能食物的摄入。

至于各种食物应该保持什么样的比例，最简单的就是笔者经常向公众推荐的

“10 个网球”原则。即每天主要摄入的食物量保证在 10 个网球大小。其中，肉不超过 1 个网球大小；主食（米、面、谷类等）相当于 2 个网球大小；保证 3 个网球大小的水果；不少于 4 个网球大小的蔬菜。

动：边看电视边锻炼，坚持 3 周成习惯

很多人锻炼总是“三天打鱼两天晒网”，坚持不下来，其实这在行为学方面就是一个习惯问题，坚持 3 周就能初步形成习惯，坚持 3 个月就能形成稳定的习惯，坚持半年就能形成牢固的习惯。

笔者坚持锻炼已经十几年了，一周 6 天，每天晚上一个半小时，边看电视边做运动，原地跳、举哑铃等各种运动交叉进行。即使出差，锻炼也不会中断，旅行箱里一直放着拉力器。有效的体育锻炼有三方面的要求：第一是频度，每周至少 3 次；第二是时间，平均每天要达到半小时以上；第三是强度，一定要使心脏得到锻炼，最简单的算法就是心率达到（170 －年龄）次。

鲜为人知的脑外中风

／梁斌 山东省东平县医院主治医师
／孙汉军 第三军医大学新桥医院眼科主任
／和渝斌 北京军区总医院心肺血管中心副主任
／王承龙 中国中医科学院西苑医院心内科主任医师

“中风”是中医的说法，指患者突然口眼歪斜、半身麻木，重者瘫痪等，就像被“善行数变的风”击中了一般。提到中风，人们自然会想到脑中风。殊不知，在脑以外的某些部位也可发生中风，比如眼睛、腹部以及腿部。这类中风尽管部位不同，但与脑中风一样，来势凶险且后果严重，需要特别加以防范。

眼中风：老年人群多发

民间有一种说法：“人全身上下，唯独眼睛不怕冷。”其实，在寒冷的冬季，眼睛也是会“着凉”的。

一位眼中风的老年患者，属于“视网膜血管阻塞”，因为天冷眼部血管收缩造成阻塞出血。因此，患有高血压、糖尿病或胆固醇过高的人要格外小心。

由于眼中风是突发且无痛的，所以，当感到视物模糊，甚至单眼视力突然丧失，就应尽快到医院找眼科医生检查。此外，眼中风的高危人群在冬季一定要将血压维持在正常范围内，同时控制体重和限制盐分的摄入。

眼中风多发于老年人群，尤其是有动脉硬化、高血压、糖尿病、高脂血症等疾病的中老年人。其典型症状为突发性、无痛性单侧视力急剧下降或丧失。患者一觉醒来，发现眼睛看不见东西，且不伴有眼红及眼病，表面看无任何异样。部分患者发病前有单眼阵发性黑蒙症状，数分钟后可恢复，且反复多次发作。

眼中风来势凶猛，后果严重，故应加强预防。中老年人应定期（平均每3个月一次）检查眼底以及血液黏稠度。冬天对于老年人来说，除了要防眼中风，还要防三种眼疾：

干眼症。受寒风刺激后，眼睛易干涩、刺痛，应多补充人工泪液，出门要戴防风镜。

青光眼。在强冷空气过境后 24 小时内最容易诱发青光眼。一旦发现眼部不适伴头痛脑胀，复出现视力模糊、虹视（看灯周围有彩圈）等症状时，就应及时去医院检查。

结膜下出血。通常结膜下出血不痛不痒，当眼睛突然充血、眼白部分出现血块，就要小心是否得了结膜下出血。

腹中风：高血压是主因

医学上把腹腔内脏血管发生自发性痉挛、栓塞、破裂而引起的一种急腹症称为腹中风。高血压是主要发病因素。

由于血压的升高，加上动脉硬化所致的血管壁病变，位于腹腔内的动脉血管在剧烈咳嗽、哮喘发作、搬运重物、用力排便等诱因下，容易发生痉挛、栓塞和破裂。

其典型症状多为阵发性或持续性的绞痛，同时伴有失血表现，如头昏、恶心、面色苍白、心慌、乏力，严重者甚至发生失血性休克，若得不到及时抢救，常可危及生命。

腿中风：心脏病患者要提防

如果下肢动脉被血栓堵塞住了，急性发作起来会疼痛无比，继而感觉麻木、皮肤苍白，因为与脑中风原理相同，因此也常被称为腿中风。

医学上称为下肢动脉急性栓塞，80% ~ 90% 由心脏病引起。患有风湿性心脏病或冠心病者，心房内壁上会形成血栓。这种血栓随血液流向远端，当其卡在动脉的某一分叉部位时，就可能使血流发生阻塞，造成腿部血液供应中断而导致下肢瘫痪或坏死。

不管是脑中风、腿中风，或是别的器官中风，都是动脉粥样硬化在身体不同部位的表现结果。不过，与脑中风不同，腿部的栓塞一般是渐进式的，急性发作情况要少一些。

一旦腿部动脉栓塞急性发作，即腿中风，其危险程度可一点不比脑中风小，其典型症状是剧烈的腿痛，不能随意活动，足背动脉搏动消失。如不迅速采取急救措施，下肢缺血 4 ~ 8 小时后，就会发生不可逆性坏死，此时只能忍痛截肢才能保全性命。若病情迅速发展，大量的肌肉坏死，毒素被吸收，可导致急性肾功能衰竭或感染性休克而死亡。

那么该怎么提防腿中风呢？如果腿中风已经发生，很难自我救治，比如家中常备的硝酸甘油等救急药效果都不好，必须抓紧时间送医院抢救。

虽然腿中风比较难治，但是如果提高警惕，还是能够防患于未然的。首先，糖尿病、高脂血症、高血压及冠心病患者，是腿中风的高发人群，要加强注意。一旦长时间走路后，发现腿部肌肉疼痛得很厉害，但坐下来休息一会儿又好转了，千万别大意，这在医学上称为间歇性跛行，是腿中风的危险信号。

预防性的治疗方法有很多，比如可以进行一些溶栓的治疗，以免产生体积较大的血栓。另外，还可以从血管入手，如果发现腿部血管粥样硬化情况严重，也可以像心脏那样，安装支架，扩大血管内径，避免被血块堵塞。

颈动脉狭窄，半数中风病根在脖子

/ 王陇德 中国工程院院士，中华预防医学会会长
/ 刘鹏 中日友好医院心血管外科主任，主任医师

一位老干部，退休后渐渐地发现自己听力下降，不得不戴上助听器。医生接触了这个患者之后，建议他查一下颈动脉。不查不知道，一查吓一跳，他双侧颈动脉的阻塞率竟都高达99%，大脑就靠着那1%的一丝血维持着。于是赶紧手术，先是打通了左侧颈动脉，患者很快就恢复了一侧的听力；之后又做了右侧的颈动脉剥脱术，这位患者就彻底告别了助听器。

还有一个患者来医院时已经失明近一周的时间了，经检查也是颈动脉狭窄引起小中风造成的。手术一周后，视力渐渐恢复了正常。

视力突然下降很可能是颈动脉狭窄导致，眼部供血的动脉是颈动脉的分支，颈内动脉狭窄、斑块可直接导致视网膜供血、供氧不足，从而造成缺血性眼部疾病。缺血性眼部疾病多发生在中年以后，且发病突然，主要表现为单眼或双眼突发的视功能障碍，并在之后的几天或几周内逐渐加重。如果年龄大于40岁，视力突然下降，应考虑眼部缺血的可能性，及时检查颈动脉，避免误诊或漏诊。

颈动脉狭窄引发中风，早期易表现为视力、听力下降，这样的危险信号不仅是患者，连很多医生都不知道。数据显示，70% ~ 80%的脑血管疾病为缺血性的，而颈动脉硬化性病变占缺血性脑血管病的25%。我国近半数脑中风发作是由于颈动脉狭窄导致的。

颈动脉狭窄多是由于颈动脉中沉积的斑块造成，由于斑块性质各异，有很多软性斑块的附着力很差，一旦突然脱落或者破裂，就会形成小血栓，随着血液循环冲上大脑，造成急性中风。血管斑块可谓是潜藏在颈动脉中的暗礁，是引发中风的元凶。

因此防控脑中风，一个很重要的措施就是颈动脉筛查，把脖子的血管管起来。颈动脉筛查方法其实很简便，只要做一些无创性的检查就能判断颈动脉狭窄

与否以及狭窄的程度。对于此类患者来说，如果检查出有问题，通过手术切除增厚的血管内膜以及斑块，清除血管沉积的垃圾，切断血栓形成的因子，使颈动脉重新恢复光滑，提供正常供血量，可以预防中风发作。

曾经出现过小中风（突然有几秒钟的眩晕很快又恢复正常），并且颈动脉狭窄超过 60%，斑块质地较软，应该首选颈动脉内膜切除手术。即使没有出现过眩晕症状，但狭窄已超过 70%，尤其是合并有高血压、高脂血症、糖尿病的高危患者，也需及时进行手术治疗。手术治疗较之常规的支架治疗效率更高，且手术费用可全额医保报销。

当然，更为关键的是，高危人群需要对此项检查加以重视。如果具有以下 9 个危险因素中的任意两项，就应该主动接受颈动脉筛查：

高血压

高脂血症

高血糖

长期吸烟史

长期大量饮酒

慢性牙周炎病史

缺血性眼病史

男性 45 岁以上

女性 55 岁以上

中风预防有方法

／庄乾竹 中华中医药学会副研究员
／李勇 北京中医药大学东直门医院教授
／徐辉 上海第六人民医院营养科主任医师
／李小刚 北京大学第三医院神经内科副主任

中风具有20%致死率、40%致残率、25%的严重致残率。美国梅奥诊所神经病学教授大卫·韦伯斯称：其实，50%～80%的中风是可预防的。在25、35、45岁的时候只需做些简单改变，到60、70、80岁的时候，将会见到中风预防的巨大效应。

多喝水

美国劳玛·琳达大学研究者发现每天喝5杯以上的水（每杯250毫升）者，与那些喝水不足3杯者相比，中风的风险下降了53%。负责这项研究的杰基·陈博士称：水是天然的血液稀释剂，能降低血栓形成。

少喝碳酸饮料

劳玛·琳达大学研究者还发现，喝大量的饮料会使中风的风险增加46%。研究显示，含糖的饮料，如碳酸饮料可降低血液中的水分，使血液变黏稠，还可导致甘油三酯升高。

从1数到3

从1数到3，使自己保持平静将会降低中风的风险。发表在《中风》杂志上的一项研究显示，焦虑者严重缺血性中风发作的风险是平静者的3倍。美国凯斯西储大学精神病学教授欧尼斯特·弗里德曼解释，焦虑可引起多巴胺生成过多，多巴胺是调节大脑控制血液循环的神经递质。从1数到3，可以控制自己的情绪，有助于稳定抵抗多巴胺过剩的 5- 羟色胺水平。

多呼吸新鲜空气

新西兰奥克兰大学的研究者发现，二手烟接触者中风发生率会增加 82%。原因可能是一氧化碳通过干扰一氧化氮从而促使血栓形成，一氧化氮具有松弛血管的功能。因此，少吸烟或少接触二手烟，多呼吸一下新鲜空气，有助于清除引发中风的风险。

降低高半胱氨酸水平

研究显示，高半胱氨酸水平高者中风的风险高，补充叶酸可以降低高半胱氨酸水平。哈佛大学身心医学研究所塞特・鲍姆博士推荐每天补充 1000 微克叶酸，25 微克维生素 B_6，1000 微克维生素 B_{12} 和 1800 毫克乙酰化半胱氨酸补充剂。

举重训练

洛杉矶塞德斯 – 西奈医疗中心杰瑞・贾德博士称：耐力训练可降低血压，升高高密度脂蛋白胆固醇，降低低密度脂蛋白胆固醇。专家推荐每周举重 2 ~ 3 次，主要针对重要的肌肉训练。

考虑接种流感疫苗

法国研究者发现，连续 5 年接种流感疫苗可使中风的发病风险降低 42%。接种流感疫苗可通过刺激免疫系统，减少感染，从而预防脑梗塞的发生。

菠菜、胡萝卜是防中风能手

/徐辉 上海第六人民医院营养科主任医师

防中风吃什么？人们会举出一堆，比如香蕉、土豆及富含维生素C的蔬菜等。有一样东西大家想不到，那就是菠菜。

菠菜中含有丰富的叶酸，每100克菠菜的叶酸含量高达347微克，名列蔬菜之首。叶酸是一种B族维生素，是人体造血的基本原料。一旦缺乏叶酸，最明显的问题就是红细胞生产减少，导致巨噬细胞性贫血，其中老年患者比较多。

菠菜中还含有铁，叶酸和铁能够促进红细胞的合成，提高血液携氧量，从而加快血液循环。从这个角度讲，吃菠菜能降低中风的风险。

早在2007年，《柳叶刀》杂志就发表了一篇补充叶酸预防中风的分析报告，报告显示补充叶酸能将中风风险降低25%，服用叶酸超过36个月，则能降低29%。

叶酸遇光、热、酸、水，易损耗，因此在烹调菠菜时，要快炒快出。

除了菠菜，每天吃个胡萝卜也能降低中风的风险，因为β–胡萝卜素可以转化成维生素A，防止胆固醇在血管壁上沉积，保持脑血管畅通，从而防中风。

常吃荞麦防中风

/庄乾竹 中华中医药学会副研究员

在营养学家推荐的富镁谷类中，荞麦排在首位，它可调节血压，抗心律失常，防动脉粥样硬化，是心脑血管的保护伞。荞麦中还含有烟酸和芦丁，其中芦丁有降低人体血脂和胆固醇、软化血管、预防脑血管出血的作用；而烟酸的量是小麦的 3 ~ 4 倍，具有扩张小血管和降低胆固醇的作用。

常见的食用荞麦的方法有以下几种。

荞麦面条

在夏季，因苦夏出现食欲不振等不适时，可配点黄瓜丝等小凉菜，做成清爽可口的凉面，以增进食欲。天气闷热潮湿时，吃点热荞麦面让身体微微出汗，能起到清热利湿的作用。

荞麦藕节汤

荞麦全草中，尤其在秧叶中含有多量芦丁，煮水代茶饮，常服可预防高血压引起的脑出血。也可取荞麦茎叶 60 克，藕节 30 克，水煎荞麦藕节汤服用。

荞麦粥

取荞麦米洗净，加水适量，入锅煮至米粒烂熟即可，若加入 3 ~ 5 枚红枣，味道更佳。还可根据个人习惯加入大米、小米、绿豆、薏米等一起煮粥食用。

荞麦性凉，吃荞麦面时一次别吃太多，特别是脾胃虚寒者尽量少吃；荞麦麦麸营养成分高于米和面粉，购买荞麦面粉时尽量买全麦粉；荞麦中的蛋白质缺少精氨酸和酪氨酸，而牛奶富含有此两种氨基酸，两者搭配食用营养可互补。

中风康复把握黄金 6 个月

/ 刘合玉 郑州大学第二附属医院神经康复科主任医师
/ 周立春 北京朝阳医院京西院区神经内科主任医师，副教授
/ 曹红梅 西安交通大学医学院第一附属医院神经内科主治医师

中风发作之后，不能太过悲伤、沮丧，及时采取对措是首要。从大量患者的临床康复训练情况来看，脑中风患者在发病后的半年之内，是肢体功能恢复的黄金时段，在这段时间内，患者和家属要协同配合，打好中风康复的“攻坚战”。

病后半年是关键，出院一周就锻炼

脑中风患者的康复训练可以选择在度过危险期的一周之后进行。其目的主要是有计划地活动残疾肢体的肌肉，防止关节肌肉发生废用性萎缩。

脑中风较轻的患者应当尽可能地自主运动上下肢，家属可以在运动时给予适当的阻力，以增强患者肌肉的力量。对于病情较重的患者，家属可稳定其受病肢体的近端，托住肢体的远端关节进行活动，但要注意动作须缓慢平稳。

循序渐进别心急，以防出现后遗症

在进行锻炼的过程中，患者应保持舒适的体位，符合正确的功能活动位置，锻炼过程要在无疼痛的情况下进行，循序渐进。对患者要进行正确的运动模式训练，不应片面地强调力量和速度的训练。

此外，重要的是正确的姿势和控制能力的培养、训练。如果锻炼方法不正确，会导致患者固定在较差的运动行走水平，如人们常见的患者行走时出现挎篮子姿势或腿脚呈画圈步态。

足趾训练很关键，肢体运动别小觑

中风患者在危险期过后，应尽早开始足趾训练，例如屈伸脚趾、抬脚尖、爬小坡，因为大部分患者在后期易发生足下垂（走路时脚尖抬不起，在地上打圈），影响行走功能。

如果患者不能自主活动的话，家人可以握住患者的脚趾，被动地让脚趾屈伸，让患者尽可能早地感觉到脚趾屈和伸的动作，同时可以用手摩擦患者的足背部肌肉，刺激他背曲肌肉反应。每次做 15 ~ 20 次，每天 4 ~ 6 次。

其次是抬脚尖和爬小坡运动。无论患者坐着还是站着，甚至是躺着，尽量让他自己主动抬起脚尖，每次 15 ~ 20 次，每天做 4 ~ 6 次，可以锻炼足背肌肉，恢复背曲功能。爬小坡就是让患者自己做牵拉跟腱的动作，可以找一个三角形的木头、借助楼梯或者器具形成和地面角度 30° 的斜坡面，患者的脚踩上去做弓箭步（向上爬坡动作），每次反复 15 ~ 20 次，每天 4 ~ 6 次。

以上三个动作都是足部的局部活动，要把三种运动穿插进行，还要保证身体状态平稳，稍微出汗即可。需要提醒的是，中风患者的康复运动是全方位的，不仅是足部运动，还包括膝关节运动的伸展和髋关节的内收外旋，以及上肢的关节运动等都要循序渐进地开展。

专家们给中风患者推荐了三种简单的康复锻炼方法，可以作为辅助之用：

拍皮球：练习捡起和放下皮球，锻炼拇指的肌肉。还可向下投球，在球跳起时用手心向上接球。

举棍棒：双手握短棒，做腕关节弯曲、肘部屈伸、举臂过头，模仿举重运动的动作。

拉滑轮：用上肢拉动悬挂于头顶上方的滑轮绳子，可锻炼上肢肌肉；也可在滑轮一端悬挂适当重量作为动力，帮助恢复患肢的肌肉力量。

中风康复“三法宝”

/刘合玉 郑州大学第二附属医院神经康复科主任医师

中风患者除了要进行积极的药物治疗和康复训练之外，从生活方式上加以调节也很重要，其中，给脑血管“减压”“减肥”“减负”堪称中风患者稳定病情乃至康复的“三法宝”。

戒酒——给血管“减压”

中风患者应戒酒。这是由于饮酒可以导致人体的血压升高，从而给脑部血管带来巨大的压力，一旦引起脑血管破裂，就会导致中风。

有过中风病史的人如果饮酒的话，则更容易导致中风疾病的复发。因此，对于中风患者来说，戒酒是最终康复的必经之路。

控体重——给血管“减肥”

中风患者必须控制体重。人肥胖之后，大量的胆固醇会沉积在血管壁上，造成血管壁的增厚，甚至梗阻，还会造成血管的动脉硬化，使得血压升高，这就很容易导致中风的发作。

调情绪——给血压“减负”

中风患者应注意调节情绪。中风患者不仅在身体上有较大的复发隐患，情绪也有着极为重要的影响。

当人的情绪波动较大时，无论是兴奋还是悲伤，或者是长时间过度的忧虑或恐惧，都会使人的情绪处于紧张状态，导致血压升高，从而使心脑血管的负担加重，很容易诱发中风或使中风病情出现反复。

因此，戒酒、控制体重以及调节情绪，都是中风患者缓解病情并最终获得康复的重要保证。

中风防治，误区要避免

/王拥军 北京天坛医院副院长、神经内科主任
/秦鸿云 南京东南大学附属中大医院康复医学科主任医师

中风患者常会因为一些认识上存在的误区而造成终身遗憾，也有不少患者由于急救护理不当，导致肩关节半脱位、足下垂的发生等，对于中风患者和家属来说，正确认识中风以及学会正确对待中风非常重要。

正确治疗能康复

有人说，得了中风后，一辈子就那样了，不可能再生活自理了。事实上，通过正确的康复治疗，30% ~ 40% 的患者是可以恢复到完全自理的，但必须要到正规的医院，在正确服药的同时，找正规的康复医生，循序渐进地进行康复训练。

改变生活方式更重要

有一位患者，一直吃药，可血管却越来越窄，后来通过询问方才得知他每天都在偷着抽烟。如果这边吃着药，那边还抽着烟，药就白吃了。吃药的同时更要重视生活方式的改变，而且，改变生活方式比吃药更重要。

治中风用口服药

很多人以为到医院接受治疗就是要输液，觉得直接通过血管进入人体肯定比单纯的口服药效果更好。治疗脑中风的药物没有用输液的，都是口服的，通过输液来避免脑中风发生的做法很不安全。

扎针按摩不等于康复

中国很多老百姓相信针灸、按摩的理疗效果。对于中风治疗来说，扎针、按

摩不能等同于康复。患者在坚持服药的同时，还要找专业的康复科医生进行治疗。针灸、按摩只是起辅助作用。

发病后先打 120

很多中风患者发病后是由家人开车或打车送到医院。实际上，首先要做的是拨打 120，因为并不是所有医院都能治疗中风，出租车司机一般不了解情况，但专业救护人员却了如指掌。

灵丹妙药不能信

很多患者长期被中风困扰，因此看到所谓根治中风的“灵丹妙药”的广告，很容易上当受骗。事实上，在专业医生指导下进行康复治疗，30% ~ 40% 的患者是可以恢复自理能力的。

不能拉拽患者肩部

很多家属及相关人员在搬运中风患者过程中，硬拉硬拽患者的肩部，由于患者意识丧失，肩关节周围的肌力下降，对肩关节的牵拉机制丧失，用力牵拉时容易使肩关节周围的软组织伸展，引起肩关节半脱位。还有的家属在患者的身上盖被子，将患者捂得严严实实，被子沉重地压在患者的脚背上，时间一长，就会引起足下垂，影响今后脚掌着地，使其行走功能受到损害。

如果患者跌倒扑地，千万不要生拉硬拽地搬动，要设法将患者抬到床上。正确方法是：两个人同时抬，一人托住患者的背部及臀部，另一个则要托住患者的腿部。搬运时不要把患者扶起，而是平放在担架或床板上。在整个搬运过程中动作要轻柔稳当，过多的搬动对患者非常不利。另外，被子千万不要整个盖在患者脚背上。

中风要防后遗症

／李金 北京医院神经内科主任医师
／张鹏 北京朝阳医院泌尿科副主任医师
／孟晓落 解放军总医院第一附属医院神经内科主任医师
／丁德权 广东省佛山市中医院神经内科副主任医师，副教授

中风后，读书写字防痴呆

中风已经是大病了，刚逃过一劫，啥都别想了，在床上多躺躺吧，可谁知道，也许这时另一个可怕的敌人正悄悄走来，这就是痴呆。

据《中风》杂志报道，法国科学家通过对3000多名中风患者24年的追踪调查发现，中风后痴呆的发生率高达20.4%。其中，腔隙性中风引起痴呆的概率又比脑内出血要高出7倍。年龄、血管危险因素、偏瘫和抗血小板药物都可以增加中风后痴呆的发生率，而降压治疗则可以减少这一几率。

中风是否会诱发痴呆，还要看中风的性质和部位。比如腔梗的病灶多而小的，或者病灶发生在丘脑、颞叶内侧等高级神经区域的，更容易发生中风后痴呆。而有的中风虽然已经造成瘫痪等重症了，但也不会引起痴呆。

要想避免中风后痴呆，最根本的还是要减少脑血管病变的发生，规范使用阿司匹林，降压、调脂、控糖都很重要。其中在调血脂方面大家通常存在一个误区——血脂高了才吃药，而降下去就不吃了。正确的应该是，一旦查出了血管斑块，就应该长期服用他汀等药物。因为斑块很不稳定，一旦脱落就会成为微栓子，容易引起痴呆。

如果已经不幸中风了，那么病后的恢复期内一定要注意多活动大脑，听说读写是很重要的方面。中风的患者应该多读书看报，并且边看边大声念出来，这样可以同时练习多个功能。另外，写字也是一项不错的锻炼，人们在书写汉字时，大脑是非常活跃的。

八成中风患者尿失禁

中风不仅会造成行动不便，更会让排尿问题不遂人意。香港近期公布的一项调查显示，公立医院中绝大多数中风患者存在不同程度的泌尿系统问题，而尿失禁患病率高达六成。而北京尿失禁门诊的统计数据中则显示，近八成中风患者在早期会出现排尿异常。

中风患者一般都会出现大脑功能减退的情况，神经系统出现问题后会直接影响膀胱功能。中风早期多表现为膀胱收缩力减弱，排尿费劲，残余尿量增多，直至出现充盈性尿失禁，从而导致膀胱充血、感染，甚至破裂，最终只能留置尿管排尿，增加患者治疗痛苦的同时，也增加了治疗费用和治疗时间。

中风恢复期多以膀胱肌肉不自主收缩导致的尿频、尿急、急迫性尿失禁为主，严重影响患者生活质量。中风后身体各器官抵抗力均会减弱，加之活动能力受限，尿失禁后若护理不到位，更容易增加细菌感染、尿疹及上尿路损害的风险。

中风后要留意排尿情况。在恢复期最好为自己做个排尿日记，留意排尿状况同前相比有何不同，并定期去医院做泌尿系统检查，例如做尿流率和残余尿的检测，以降低患尿失禁或泌尿道感染的风险。尤其是本身即有前列腺肥大或者糖尿病等基础病的患者，中风后排尿障碍及尿失禁发病率更高，更应格外留意泌尿系统症状变化，以免错过最佳治疗期。

中风患者要防直立性低血压

中风患者由于长期卧床，在起床时容易发生直立性低血压。预防直立性低血压要注意以下几点：

(1) 适当锻炼身体，尽量缩短卧床时间，服用降压药等血管扩张剂时注意监测卧立位血压。

(2) 起床前可先屈伸下肢，增加肌张力，促进静脉回流，起床时尽量减慢体位变换速度，或分段改变体位，如先在床上坐数分钟，再扶物缓慢站起。

(3) 如无高血压等禁忌证，饮食不要太淡，可适量饮用淡盐水增加血容量。

(4) 药物：β 受体阻滞剂如美托洛尔、α 受体激动剂如甲氧安福林、选择性 5-羟色胺再摄取抑制剂如盐酸氟西汀等，对减少晕厥发作有一定作用，但需要注意其相应副作用及禁忌证。

低血压发作时的处理：立即使患者平卧，并按摩四肢肌肉，促进静脉回流，一般数分钟后即可恢复。如不能缓解，则可能需要药物治疗。

四措施防中风后肩痛

大约 70% 的中风偏瘫患者伴有肩痛。由于肩痛，患者常常不能参加正常的康复训练；肩痛妨碍了患者穿衣、清洗等日常活动。肩痛已经成为偏瘫患者全面康复的一个主要障碍。预防肩痛的主要方法有：

(1) 保持床上良好的体位：仰卧时要在患者肩部下方垫一个小枕或毛巾卷，给肩部良好的支撑，手臂伸直放在体侧，手心朝上。健侧卧（好的一边在下面）时要在患者胸前放一个厚枕，高度同患侧肩，将患侧手臂向前伸直放在枕头上。患侧卧（好的一边在上面）时要将患侧手臂向前伸，避免患侧肩部受压，后背要用枕头给予良好的支撑。

(2) 坐或站时要避免患侧手臂自然下垂，应该给予良好的支撑：坐位时可以将患侧肘部和前臂放在前面的桌子上或侧面的扶手上。站的时候要将手放在前面或侧面的桌子上，保持肘伸直和手掌放平。

(3) 坚持每天活动患侧上肢的各个关节：家属或护理人员要每天帮助患者做各个关节各个方向的活动，每个关节活动 3 ～ 5 次，每天 3 遍。注意动作要轻柔缓慢，切忌用力过猛，活动要在不引起疼痛的范围内进行，切忌超出关节原有活动范围和引起疼痛的活动。患者也可以将双手交叉相握，用健手帮助患手做上举活动，此活动可每天做多次。

(4) 帮患者穿脱衣裤、清洗、站起等活动的时候，千万不要牵拉患者患侧的手臂，大多数肩痛都是不正确的护理和活动引起的，因此在护理当中要时刻牢记对患侧肩部的保护。

就医链接

哪些医院治疗中风比较好？

北京地区：北京天坛医院、北京安贞医院、北京阜外心脑血管病医院、北京宣武医院

上海地区：上海交通大学医学院附属第九人民医院、上海新华医院、上海交通大学医学院附属仁济医院

广州地区：广东省人民医院、中山大学附属第一医院、广州市第一人民医院

第九章 阿尔茨海默病：人老也要多用脑

老年痴呆，一般指阿尔茨海默病（AD），是一种起病隐匿的进行性发展的神经系统退行性疾病。临床上以记忆障碍、失语、失用、失认、视空间技能损害、执行功能障碍以及人格和行为改变等为特征，病因迄今未明。

九大信号可预知老年痴呆症

/毕齐 北京安贞医院神经内科主任

如出现以下九种信号，就要小心老年痴呆的发生。

(1) 记忆障碍。记忆下降到影响日常生活，常常表现为“丢三落四”“说完就忘”，同一问题反复提问。

(2) 视空间技能障碍。不能准确地判断物品的位置，找不到自己的房间、床，分不清衣服的左右、反正。

(3) 语言障碍。虽然口若悬河，可是听者却不能听清他的话语，口吃而含糊。

(4) 书写困难。写出的内容词不达意，甚至写不出自己的名字。

(5) 失用和失认。原来可以熟练地骑车、游泳，病后不会了，不认识自己的亲人和熟悉朋友的面孔。

(6) 计算障碍。购物不会算账，严重的连最简单的加、减法也不会了。

(7) 判断力下降，注意力分散。

(8) 精神功能障碍。常常出现狂躁、幻觉、性格改变等。

(9) 运动障碍。无目的地来回走动，到处开门、关门，大小便失禁等。

账都算不清？小心老年痴呆

/毕齐 北京安贞医院神经内科主任

我怎么连账单都看不懂了？小心，这可能是老年痴呆的预警！美国《时代》杂志曾报道，美国阿尔茨海默病协会已将理财混乱列为老年痴呆前兆。

当然，从来就算不清账的人另当别论。如果过去的理财高手算账也开始稀里糊涂了，就该去医院找医生了。

有趣的是，最关注这个的并不是医生，而是金融和法律界的人士。他们发现，有些客户虽看似身体健康，却似乎越来越难以处理复杂的经济问题。这些公司担心，如果客户后来被诊断患上了老年痴呆，那么他们做出决定的法律效应就成了疑问。

痴呆在发展过程中会伴随计算能力和执行能力下降，表现就会是算不清账，半天拿不定主意。

此外，外出迷路，做饭程序颠倒等也要怀疑是否为老年痴呆，该去医院的神经内科检查一下了。还有一个简单测试老年痴呆的办法：拿支笔，画个钟，显示4点45分。这样一个简单的测验，却可以看出老人是否患有痴呆。

老年痴呆症逼近知识分子

／许建阳 武警总医院中西医结合科老年痴呆门诊主任

我国老年痴呆症发病率呈不断上升趋势，已占据老年病的首位“杀手”位置，而其中高级知识分子比例较高，且每年以 5% 的比例不断攀升。

请关注退休赋闲在家的中老年知识分子的健康，别让“老糊涂”误了诊。

人老糊涂，千万别当是正常

临床中，许多前来就诊的老年痴呆症患者，多数都是从事文字、技术等方面的工作，而他们一旦退休，离开繁忙紧张的工作岗位，许多人不能及时调整心态、变换角色，以至于患上了老年痴呆症。而家人只是认为他们上了年纪、“老糊涂”了，更不愿意相信从前学问多多、精气神十足的父母会和“痴呆”两个字联系在一起。

钱女士的父亲，67 岁，得病前是一位从事城市道路设计的高级工程师，退休前为所在城市成功地设计了无数条合理、通畅的道路，成绩斐然，并多次获奖。可是退休了几年后，老伴由于生病离开了他，他一个人在家里怎么待着都不舒服，孝顺的儿女们也想着法来陪他，还为他买来一只可爱的小狗，可是他就是不喜欢。之后儿女们发现他越来越怪，经常把儿子叫成女儿，把厨房当成卫生间，一向爱整洁的父亲变得邋遢不堪，而且情况越来越严重，甚至失语、失忆、出门走失，家里根本不敢离人。儿女们也不相信自己的父亲得了老年痴呆，以为是“闲”的，直到最近才不得不来医院就诊。在进行了核磁共振、老年痴呆检查量表等检查之后，确认是患了老年痴呆。

人并非越老越糊涂，预防最为关键

老年痴呆症，是一种慢性的大脑退行性变性疾病，常见的有阿尔茨海默性痴呆和血管性痴呆。临床表现为进行性远近的记忆力障碍，分析判断能力衰退、情绪改变、行为失常，甚至意识模糊。

大脑的逐渐退化是生理上的自然规律，一般认为人到中年后，脑的功能和结构即产生老化，大量神经细胞退化，大脑开始萎缩，同时神经细胞和神经纤维都会出现退行性改变，脑血流量也比年轻时减少约 17%。脑功能衰退的早期表现为记忆力减退。所以，长期以来总认为老年人的记忆力和接受新知识的能力越来越差，是由于脑细胞减少、脑萎缩所致。然而，有科学家发现，人的大脑具有高度的可塑性。一些能经常积极用脑的健康老年人，其传递信息的细胞树突数并不减少，甚至增加。随着年龄的增长，知识经验也越来越丰富，容易建立起多样联系，从而提高了记忆力、理解力和语言表达能力，对问题的分析、归纳、推理和判断能力甚至超过年轻人。所以延缓大脑衰老、减少痴呆的发生是有可能的。此外，积极避免导致痴呆的各种危险因素（如不良的生活方式和饮食习惯、嗜烟酒、情绪抑郁、独居、环境污染等），积极防治有关疾病（高血压、糖尿病、高脂血症、性病、甲状腺功能减退等），也能预防或减少痴呆的发生。

老年人不必对老年痴呆谈虎色变，重要的是讲求方法，做好预防。

首先是防止动脉硬化。老年人可常吃一些健脾补肾类食品，如山药、红枣、薏米。

第二是注意智力和身体机能方面的训练。应勤于动脑，多活动手指等关节。

第三是注重精神调养。要注重调养七情之气，保持乐观情绪，减少忧愁和烦恼。

第四是加强体育锻炼。进行一些自己喜爱的、力所能及的体育运动，如慢跑、游泳、爬山等活动。

第五是起居饮食要有规律。强调做到“三定、三高、两低和两戒”，即定时、定量、定质；高蛋白、高不饱和脂肪酸、高维生素；低脂肪、低盐；戒烟、戒酒，可多吃些鱼类食品，适当补充体内维生素 E。

第六是亲人的关爱。当今社会生活方式、工作节奏都不尽相同。子女们一般都不和父母住在一起，这就更要求年轻人多给“空巢”老人一些关爱，尤其是丧偶的老人。

谁将来可能会老年痴呆

/许建阳　武警总医院中西医结合科老年痴呆门诊主任

日本的《AREA》杂志中曾认为，退休后易得老年痴呆症的上班族类型有下列几种：

(1) 对年节送礼馈赠非常热心；

(2) 对上司绝对服从、对下属相当严厉；

(3) 喜欢将部下的功劳归己，将自己的失败归他人；

(4) 假日与家人外出时习惯穿西装打领带；

(5) 对演艺界绯闻或家人闲聊话题完全摸不着边；

(6) 不善闲谈、不会讲笑话、缺乏幽默感；

(7) 一点也不觉得猫、狗等小动物可爱；

(8) 不被同事或部下喜欢；

(9) 对同事或朋友的升迁反应过敏；

(10) 对音乐、电影毫无兴趣，并且对玩电子游戏嗤之以鼻；

(11) 生活步调相当固定，每天走过的路线几乎一成不变。

九成以上的老年痴呆都是属于脑机能的“老化、废用型痴呆”，多数患者整天躺在电视前面看电视，生活中缺少朋友、不喜欢去人多的场所，也无种植花草等兴趣。人类的左脑负责处理工作、读书信息，右脑则负责处理嗜好、艺术、运动等信息，若在中年时忽略右脑的锻炼，退休后若无法在短时间调整生活形态，左、右脑运动不足，即容易产生老化、废用型痴呆。防止老年痴呆症的最好方法，当然是及早开始右脑的锻炼，如培养工作以外的生活嗜好，种类、范围不拘，最重要的是能够以轻松的态度，和玩游戏般心情去从事活动，如果能够找到一起分享的同伴更佳。对有一些特定异性对象的丧偶老人，谈恋爱也是预防他们患痴呆症的佳方。

这些因素会诱发老年痴呆

/任东林　中山大学附属第六医院副院长，肛肠外科主任

便秘

美国有个调查，老年痴呆的患者中有近 1/3 在年轻时有便秘。长期便秘会让粪便在肠子里发酵，产生有害气体，最终影响中枢神经系统，导致老年痴呆的发生。

便秘除了器质性原因，大多是不良生活习惯所致，养成定时排便的习惯很重要。人起床后会有“起立反射”，往往想大便；饭后“胃肠反射”，也会使人有便意，不妨有意识地在这两个时间段培养排便习惯。

吸烟

芬兰一位学者，在美国发起一个大规模的实验调查，一共对 21100 多位烟民持续了 23 年的调查，结果发现共有 5367 人患上了老年痴呆，为总数的 1/4。

实际上中年烟瘾大，老人易痴呆，这不只是对丈夫，妻子被动吸烟也受影响。因为意识到这一点，英国的抽烟率明显下降，肺癌发病率也降低了。

催人早衰的物质

生活中常常可以见到这样的现象，同龄的人，从外表上看可相差 10 岁以上，催人早衰老的物质对人体的影响也是其中一个重要原因，这些物质有：含铝食品、腌制品、霉制品、水垢、高温油烟、烟雾、酒精饮品。

防痴呆先防低血糖

/刘超 江苏省人民医院内分泌科主任，教授

与同龄同性别的健康人相比，2 型糖尿病患者患老年痴呆的危险要高一倍，这是美国芝加哥洛许大学医学中心得出的研究结果。那么，有没有办法避免这一危险呢？除了积极控制糖尿病病情，预防低血糖的发生很重要。

有 4% ~ 5% 的糖尿病患者会并发神经系统损害，常影响脑部，易导致多发性脑梗死和脑萎缩，从而引起痴呆。针对这一原因，控制糖尿病的措施有助于减少痴呆的危险。

在控制糖尿病时，一定要尽量避免低血糖的发生。实际上，相对于高血糖，低血糖更易直接造成痴呆。这是因为很多患者容易忽视低血糖，特别是夜间低血糖，常在入睡后发生，容易使患者措手不及而发生严重后果。当低血糖反复发作且历时较久时，脑组织可出现水肿、出血及缺血性坏死、神经细胞变性坏死等，引起一系列脑部征群，包括痴呆。

因此，糖尿病患者特别是老年患者，更要关注低血糖的危害，老年患者最好选择安全有效的降糖药。目前低血糖风险较低的药物有创新剂型的一天一次磺脲类药物、餐时血糖调节剂和长效胰岛素类似物。一般建议早上服用降糖药，在白天将血糖控制好，降低发生夜间低血糖的风险。在生活方面，要注意生活节奏，按时饮食、按时服药、尽量保证睡眠规律；适当户外运动，运动时随身带些零食，以备发生低血糖时及时补充。

另外，老年糖尿病患者定期进行记忆及智商测定，可及早发现痴呆。对并发痴呆者，除积极治疗糖尿病之外，还应限制甜食，禁烟酒，避免吃得过咸、过饱。

听听老年痴呆那些事

/王荫华 北京大学第一医院神经内科教授
/张振馨 北京协和医院神经科教授

好多痴呆老人在发病前几年，甚至前十几年，都有过抑郁的经历。他们无一例外，都争强好胜。比如一辈子当中有一次工资没涨成，就一辈子忘不了。哪一次提级没被提上，记一辈子，这样的人很有可能得痴呆病。

还有些高级知识分子总觉得自己比别人高一等，退休了，宁愿在家上网也不愿意出门跟别人交流。总嫌街坊四邻没文化，其实这样的人很容易痴呆，这种“清高”是痴呆的危险因素，作为社会的人，应该主动与人交往，多跟别人聊聊，这样可以保护大脑的健康。

有些老年人年轻的时候就喜欢独来独往，对其他人心存戒备之心。

患痴呆病以后，警惕性会变得更高，有些人的表现是总怀疑别人偷了他的东西。若是老太太，首先会怀疑家里的保姆，其次就是儿媳妇，随后是儿子和老伴。疑心有亲疏之分，保姆是陌生人，儿媳妇是外来人，所以先怀疑她们两个。儿子、老伴跟自己生活多年，是最亲的人，所以最后才怀疑他们。

还可能总担心老伴有外遇，周围人故意陷害他、迫害他。其实这是痴呆造成的异常精神行为，是妄想症的一种表现。

痴呆可致记忆力、判断力严重“缩水”

有位60多岁的大学教授主动就医，他说总觉得记性差，综合分析能力明显下降，反应有点慢。比如遇到熟人不能马上叫出名字；他30岁以后会8种网络编程语言，目前只会两三种；以前会说很多国家的语言，但现在讲不了英语了，说只会讲俄语；最纠结的是最近一年写不出文章了。

医生给他检查，他的各种量表检查全部正常，给他做了核磁检查，结果发现了问题，可以看到他脑部占位性病变。所以建议60岁以上的老人，在健康检查中增加脑部核磁和记忆筛查这两项检查，这将有助于发现早期痴呆病变。

生活多样化有助远离痴呆

笔者的哥哥定居上海，今年 79 岁。不久前，老伴让他下楼买馄饨，可他却买回饺子。老伴觉得不对劲，赶紧带他去医院做检查，一拍片，脑萎缩已经非常严重，再查量表，还好，都没有问题，排除了痴呆，就是普通的记忆力衰退。

笔者的哥哥酷爱运动，每天坚持游泳，每天坚持弹钢琴，整天乐呵呵，精神面貌特别好，所以即便脑萎缩严重也不是痴呆。

说到预防痴呆的措施，建议人们应该多活动、多用脑，特别是开发右脑，因为阿尔茨海默病会使大脑左侧损害更严重。体育运动、画画、拼图都是靠右脑指挥，通过右脑来代偿，这在动物实验上已经得到证实了，这是一个很好的办法。

多学一种语言晚痴呆 4 年

研究人员对多伦多一家记忆力诊所近 5 年内诊断出的 184 名出现痴呆症状的老年人进行研究，在这些老年人中，有 91 位老人只会说一种语言，另外 93 位老人则精通双语。研究发现，单语组出现痴呆症状的平均年龄是 71.4 岁，而双语组则是 75.5 岁。即使是考虑了文化和性别差异、移民、教育和就业因素的影响后，单语和双语组患痴呆症的年龄仍存在一定的差异。

这些数据则说明，精通双语对防止痴呆症具有巨大的作用。而该研究结果也为近年来有关老年痴呆的研究——保持大脑活跃是延缓痴呆症的好方法，增加了新的佐证。

三招对抗老年痴呆

/万毅 中国中医科学院西苑医院副主任医师

老年痴呆已经成为了继心脏病、癌症、中风之后的人类第四大杀手。三项研究给出了对抗老年痴呆的三个办法。

多吃杂粮

牛津大学一项最新研究表明，B族维生素可缓解老年痴呆的进程。

糙米、全谷类和豆类拥有丰富的B族维生素。同样分量的杂粮，热量更低，有利于心脑血管健康，对于血管因素引起的痴呆，有预防作用。

老年人吃杂粮，要尽量做得软一点。可将杂粮洗净后，泡30分钟再煮。泡过的水中会溶入丰富的维生素C，可与杂粮一起放入锅中煮。

每天三杯绿茶

有研究称，每天坚持喝三杯绿茶，能减少老年痴呆的发病风险。绿茶中的茶多酚和咖啡因对于减缓痴呆发病有一定的帮助。最好早上喝，不仅有利于头脑清醒，还不会影响晚上的睡眠。别喝红茶和乌龙茶。

看完电视多聊聊

美国南佛罗里达大学的研究显示，每天多看1小时电视，老年痴呆发生率提高1.3倍。

看电视是一种被动的信息接受方式，大脑处于不运动状态。长时间如此，可能加速痴呆进程。

可减少每天看电视的时间，多利用空闲时间参与社交活动。特别喜爱看电视的朋友，可在看完之后，与亲朋好友聊聊剧情，谈谈感受，这样就能间接地通过看电视活动大脑。

为痴呆的人做点啥

/丁会玲 活水生命教育中心心理咨询师
/闵宝权 北京宣武医院神经内科副主任医师

父母患老年痴呆症了，儿女能做点什么呢？根据他（她）的需要，打造一个安全而舒适的居室。

被镜中人吓哭了

柳大妈患老年痴呆症 2 年多，最近总妄想老伴有外遇了，老伴去哪都跟着。某天午休起床后，看到大镜子里的自己，竟然哭喊起来，还找老伴理论，指着镜子问他："是不是有外遇了，那个女人是谁？"

建议：镜子容易对精神状态不稳定的人产生刺激，应尽量撤掉或用布遮挡，一些平滑闪亮的面，也最好用布遮挡一下，以避免反光时晃眼睛。的确，有些老年痴呆症患者会有妄想症，比如总以为自己的另一半有外遇，或者以为别人要加害自己。遇到这种情况，应尽量少给他（她）刺激，多听他（她）诉说。

黄昏烦躁易碰伤

王先生退休前是大学老师，脾气特别温和。患了老年痴呆症后，他脾气越来越差，尤其是快天黑时，特别暴躁，在房间里走来走去，经常磕磕碰碰。

建议：很多人患了老年痴呆症后，性情会有很大改变，温和的变得暴躁，暴躁的变得黏人。有个常见的"黄昏现象"，就是一到黄昏时，他们就更容易烦躁，轻的走来走去，重的还摔东西打人。最好给他们一间宽敞点的屋子，东西收拾整齐，有个能散步的空间，不容易磕碰到，心情也会更好一些。不妨给他们的房间挂个厚厚的窗帘，一到黄昏就把窗帘拉上，把灯打开，灯也要尽量亮一点，白一点，营造一个明亮的环境，把黄昏对老人的影响降到最小。

偷偷“离家出走”

一位家属带老父亲就诊，对专家说，父亲是刚刚找回来的，前两天他一个人偷偷“离家出走”了。那天家里只有老两口，母亲在厨房做饭，出来后发现门开着，老伴不见了。家里人一阵好找，还报了警，最后父亲还是自己回来了。

建议：家中不妨放一些旧照片，或者老人年轻时的奖状、奖杯等让他们印象深刻的东西，这样，能帮助他们纾解情绪，还营造怀旧的氛围。

装个相对复杂的门，家中放些旧物。给老人衣服里缝上或装上一张卡片，上面写上家人的手机号和地址，即使走丢了，也容易找回来。

起夜找不到卫生间

一位患者咨询，说老父亲总分不清厨房和卫生间，晚上起夜时经常走错，一着急就容易尿在裤子里，有时候，还老是磕碰到墙上。专家就建议他安个墙灯，最好是荧光的。

建议：患老年痴呆症的人容易不辨方向，尤其是半夜睡得迷迷糊糊时，老人的卧房最好离厕所近一些，通往厕所的墙上可装上荧光灯，或者贴上荧光带，在与眼睛平行的高度，绿色的为宜。另外，老人的床头灯要触手可及。可用荧光笔在纸上写上“卫生间”和“厨房”等字样，分别贴在对应的门上，老人即使走错了，也不用推开门进去，而是折回，受惊吓的程度相对要小一些。

为痴呆老人贴标签

/阂宝权 北京宣武医院神经内科副主任医师

有读者给我们讲了他母亲的故事。他们家房子不太大，洗衣机就放在厨房里，洗衣粉盒自然也摆在那儿。一次做饭时，患老年痴呆症的母亲就错把洗衣粉当成盐撒在里面，幸亏父亲看到，才避免了一场灾难。而烧水时把水壶烧干的事情也发生过几次，让家人心有余悸。

医生建议：给调料瓶贴上标签或表情。洗衣粉错当盐，看上去有些极端，但老年痴呆症患者的确容易混淆东西，尤其是厨房里各种调味品瓶罐，看起来很相似。如果老人识字，不妨把盐、糖、味精等贴上标签，就不容易混了。不认识字的话，可在调料瓶画上不同的表情，比如，糖瓶画上个笑脸，表示甜甜的，盐瓶画上哭脸，辣椒瓶画上吐舌头，表示辣得舌头疼等。

在醒目的地方贴上警示语。年轻人有时都会忘关火，何况老人。不妨在灶台旁边的墙上贴上醒目的字样，“别忘关火”。另外，最好把煤气、电源开关等装上安全装置，让老人不能轻易打开。插座改成安全插座。

将危险物品锁起来。把杀虫剂、化学品、药品、酒精等锁在柜子中，以免老人误用误食。有些老人缺乏自制力，有的可能会乱拿尖锐的刀自伤或者伤害他人，所以尖锐的刀、剪子等物品也要锁好。

细致，细致，再细致

/马莉 北京大学第六医院护理部主任护师

老年痴呆症是个慢性病，对照顾老人的家属来说，绝对是个挑战：照顾痴呆老人，要细致点、再细致点。

吃饭

故事一：王大妈一次吃早饭，孩子刚剥好一个煮鸡蛋，结果被她一下塞到嘴里，家人要抠出来，她一边反抗一边大口嚼，结果鸡蛋被卡在喉咙里，很危险。

专家支招：防止噎食，进餐时要有人照顾，尽量减少给老人吃团状、黏腻、坚硬、煎炸等食物。煮鸡蛋应切成小牙儿状，再给老人吃。对见食物就吃的老人，家人可以把过多的食物存起来。吃东西时要控制老人进食的速度。老人出现较严重的吞咽困难时，最好去医院就诊。

排便

故事二：有位 80 多岁老人常在裤子里大便。

专家支招：即使没有便意，家属也要每 2 个小时带老人去卫生间进行训练。家人语气要轻柔、语速缓慢，老人理解能力丧失，但能感到你的表情和语气，如果你急躁，他很容易紧张或被激惹。

穿衣

故事三：李女士的老伴有重度痴呆，无法自己穿脱衣服。她把老伴的套头衫剪开，用绳系起来。裤缝剪开缝上拉链，腰带换上松紧带。

专家支招：老人衣服以简洁、轻柔为主。上述案例中对衣服的改造，值得推广，但要注意拉链要做得得当，防止老人翻身时被硌到。尽量别买套头的衣服。裤子买松紧带的。袜子的袜口要宽松，防止老人腿部肿胀。协助老人穿衣服时，带有训练的意识，可伴有语言的交流，如请老人“伸左手”“系扣子”等，时间久了有些人能学会这些技巧。

睡眠

故事四：张大爷睡眠少，患老年痴呆症后晚上不睡，白天却呼呼大睡。

专家支招：张大爷属于典型的睡眠节律颠倒，家人应为其营造良好的睡眠环境，首先减少房间格局和家具的变动，老人在熟悉的环境中有安全感。房间温度要适宜。有的老人怕黑，可用一些床头灯或壁灯来代替，但注意要用暖色调灯光。睡前 1 小时尽可能保持安静，晚餐不宜过饱，入睡前不宜过多饮水。白天增加活动时间，保证夜间睡眠。

家居

故事五：王阿姨的老伴跑到厨房找吃的，突然把厨房门给撞上了，自己拧不开，在里面又急又闹。

专家支招：最好把卧室和卫生间的门锁卸掉。将厨房的门从外面锁起来，防止老人打开煤气和水龙头忘记关掉而出现意外。有些老人常常从窗户里探出头，二楼以上装个护栏。家里的装饰要尽量简洁，桌椅的角最好用棉布包一下。热水壶不要放在容易踢到的地方。地面要防滑，以免跌倒。

交流

故事六：刘女士的痴呆妈妈掐花儿吃，她不耐烦地阻止，但无效。后来听专家建议耐心沟通，反复交流后老人不吃花了。

专家支招：与老人交流多用积极方式，拉手、微笑、看着老人的眼睛说话，语速要慢，表达要清楚，一次只说一件事。家人还要多帮助老人回忆过去高兴的事，像讲故事一样说给老人听。陪伴老人做游戏的时候，重视与老人一起分享活动的过程，无论老人做得怎么样都要对其进行鼓励。

第十章 哮喘：防发作先防过敏源

哮喘是由多种细胞（如嗜酸性粒细胞、肥大细胞、T淋巴细胞、中性粒细胞、气道上皮细胞等）和细胞组分参与的气道慢性炎症性疾患。咳嗽、气喘、胸闷，较难根治，控制不好极易发作。哮喘这个病，打倒过贝多芬，吓唬过古代名医，还留下“名医不治喘”的遗训，不可轻视。

哮喘有个“毛脾气”

/林江涛 中日友好医院呼吸内科主任，教授

哮喘是能控制的，只要摸清它的“毛脾气”，规范治疗，大多数患者可像正常人一样生活。

防：少碰毛毛的东西

遗传和环境因素是引发哮喘的两大主因，其中环境的影响更具决定性。易引发哮喘的环境过敏物质有尘螨、霉菌、花粉和动物皮毛屑等这些毛毛的东西。专家建议，无论家中是否有哮喘患者，都应经常清除寄生在地毯、窗帘、床垫、枕头和被褥中的尘螨，及时扫清腐败植物和潮湿空间里的霉菌，在花粉飞扬的季节戴口罩出门。

过敏性体质者更易患哮喘，及早治疗过敏性鼻炎、湿疹也有助于预防哮喘。

治：无症状也要用药

引发哮喘的根源主要是支气管中长期存在“非特异性炎症”，患者无症状不等于炎症消失，此时停药，易导致病情反复发作。另外，哮喘治疗药物是安全的，长期使用的好处超过药物本身可能带来的风险。

静：不毛不躁最重要

哮喘患者比正常人更容易烦躁、紧张和焦虑。而这些不良情绪又会导致哮喘的症状更难控制，形成恶性循环。哮喘治疗需循序渐进、不毛不躁，持之以恒。

宠物毛引发鼻炎哮喘

/钟南山 广州医科大学附属第一医院呼吸内科主任医师，中国工程院院士

空调房里，门窗紧闭，随着空气的流动，不时飘拂起猫、狗的毛发……这在许多养宠物的家庭里，是再平常不过的一幕了。

生活在这样一个房间里的人，往往鼻子容易过敏，哮喘容易发作，而他绝对想不到的是，真凶正是他细心照顾的那些猫猫狗狗。

正是这些猫毛、狗毛，加上蟑螂和艾属花粉，成了过敏性鼻炎和哮喘病人的主要过敏原。除宠物毛发外，地毯、窗帘和空调过滤网里，还隐藏着大量过敏症和哮喘病的杀手——尘螨。夏天虽然不是宠物脱毛的季节，但它们身上的毛还是会沾在人的衣物上，尤其容易沾在化纤衣物上。一些养猫的家庭，由于猫长年与人同眠，所以床单及被褥上也都粘有猫毛。这样一来，就导致人体处在一个被宠物毛和尘螨时刻包围的小环境中，这是相当危险的！

需要进一步提醒：现在一些家庭鼓励孩子养宠物，以培养孩子的爱心，但这有可能给孩子埋下过敏症和哮喘病的隐患。所以，养宠物前，应该带孩子到大医院的专科，做一个是否对宠物过敏的检测。如果孩子本身已经患有过敏和哮喘了，而且过敏原是宠物毛，就一定要把宠物扫地出门。

不少家庭选择用湿毛巾擦除、胶带粘除的方法来除去衣物、被褥上的毛发。然而更关键的是，要让宠物养成不在房间跑跳，不乱上床、沙发，不在主人衣物上趴卧的好习惯。夏天更要勤给猫、狗等宠物洗澡；勤于擦拭室内的浮尘；有宠物的家庭，空调过滤网的清洁频率也要更高一些。

在炎热的夏季，室外干燥，尘土飞扬的路上和人群密集的场所，浮尘时常容易肆虐在空气里，粘贴在人的面部和裸露的皮肤上，对尘螨及其他螨过敏的患者难免中招。所以，过敏人群要避免出入容易产生浮尘的舞厅、网吧和电子游艺等场所。

“孟母三迁”防哮喘

/林江涛 中日友好医院呼吸内科主任，教授

一条“女医生辗转多省为哮喘儿子寻找干净空气，无果后将其送出国”的新闻在微博引发热论。

长沙、沈阳、广州、英国……古有孟母三迁为子求学，今有为子辗转四地寻干净空气防哮喘。治哮喘果真不用药，出国就好了？

“空气污染是诱发加重哮喘的主要危险因素之一。”对于网上空气污染导致哮喘的争论，专家如是说。

脏空气导致哮喘加重

空气污染是导致哮喘的罪魁祸首是根本不成立的。空气质量不好只会加重哮喘，导致病情不好控制，或者诱发哮喘再次发作。哮喘发病离不开两方面，一是内在因素，如有哮喘家族史或者过敏性疾病史的家族，后代患哮喘的几率比较高。二是受外部环境影响，比如季节更替、过敏原刺激等，而过敏原复杂多样。

报道中提到的这个小患者辗转四地，都没能很好地控制哮喘复发，不排除与所在地的过敏原有关。哮喘发病有区域区别和流行特点，这与该地区过敏原种类分布特征有关系，比如南方和北方就有很大差别。南方天气比较炎热潮湿，真菌、螨过敏比较普遍，北方特别是秋季主要和一些植物过敏有关，像蒿属、豚草、葎草等都有可能是过敏原。

防哮喘要先防过敏原

与其寄希望于寻找干净空气治哮喘，倒不如避免接触过敏原，因为过敏原暴露导致哮喘复发最为常见。

秋天植物的花粉，雨季地下室等潮湿发霉的地方，或者枕褥中的尘螨，家居环境中的蟑螂，都有可能是过敏原。对于有过敏性疾病或有哮喘家族史这类哮喘

高危人群来说，居室尽量整洁清洁，装修不要用刺激性较大的材料，少挂地毯，不养宠物，少去花粉含量高的地区。

而对于哮喘患者，应先查清过敏原，进而规范用药、合理治疗完全可以控制哮喘的复发。其实我国是哮喘发病率最低的国家，欧美国家的哮喘发病率很高，但其控制率一直很好，很大一部分原因就在于患者的依从性很好，使其得到有效的治疗和控制。

哮喘急性发作有个时间段

哮喘发作前有一些征兆，一个患者从最早期征兆到哮喘的发作之间有一个时间段，国外的研究认为有 5 天左右的时间段，我们国内研究发现有 3 天的时间段。哮喘患者完全可以在这个时间段内及时治疗，对病情采取提前控制，预防急性发作。而早期征兆通常先期有上呼吸道过敏的表现，比如打喷嚏、流鼻涕、流眼泪，这是鼻腔和眼结膜过敏的表现，也有的患者会有咳嗽、咽痒，这些都是早期征兆。

如果每次在感冒后出现持续长时间的咳嗽，甚至出现夜间的喘鸣，或者有的人在运动后出现不明原因的胸闷甚至喘鸣，这个时候需要注意排查是不是患有哮喘，特别是连续发生 3 次以上者，更需警惕。

不喘也要排查哮喘

／林江涛 中日友好医院呼吸内科主任，教授
／钟南山 广州医科大学附属第一医院呼吸内科的主任医师，中国工程院院士

哮喘是一种慢性常见病，贝多芬、邓丽君等不少名人都死于这种疾病。很多老百姓以为，哮喘关键要看喘不喘。但其实，只咳不喘也可能是哮喘。

很多患者的不典型哮喘常常不被认识，比如咳嗽变异性哮喘，在我国几乎占慢性咳嗽的 30% 以上，却常常被误以为是急性支气管炎来治疗。

最近一项流行病学调查结果显示，每百名北京人中就有一人患有哮喘，发病人数 10 年翻了一番。这其中，有接近三成患者不知道自己患有哮喘。

如果您有咳嗽、气促、胸闷等症状，而且咳嗽通常发生在晚上或早晨、运动后胸闷明显，感觉好像什么东西压在了胸上一样，最好去医院呼吸科排查是否患有不典型哮喘。

很多原因都会引起哮喘，让哮喘听起来有些防不胜防。比如家族遗传、过敏性鼻炎、过敏性皮肤病（如湿疹），接触过过敏性诱发因素（如尘螨、食物、霉菌、花粉、动物皮毛屑等），工作时接触某些化学品，甚至是运动、冷空气、吸“二手”烟等也可能成为诱发因素。

拿过敏性鼻炎来说，其发生哮喘的比例高达 20%，是正常人的 15 ~ 20 倍，目前，哮喘依然是世界公认的医学难题，无法根治，但可控制。控制的秘诀就是正确就医、正确治疗（包括使用峰流速仪定期监测病情，无症状也不能擅自停药、坚持写哮喘日记等）。

胸闷、感冒、咳嗽，病因可能是哮喘

／沈华浩 中华医学会呼吸病学分会副主任委员，浙江大学医学院附属第二医院呼吸科主任

胸闷变异性哮喘

国际上首次发现并命名了一种全新的哮喘类型——胸闷变异性哮喘，这种哮喘既不咳也不喘。

说起这种病例，医生表示，由于该病缺乏哮喘的典型症状，临床上的漏诊误诊率非常高。很多患者因为胸闷，首先会想到先看心内科，怀疑冠心病等，做冠脉造影、冠脉 CT，但始终找不到真实病因。因此不少患者被疑诊为心脏疾病、神经精神疾病，辗转寻医，导致不少患者背上沉重的心理负担，引发心理障碍甚至心理疾病。

有胸闷的患者，尤其是反复发作，在夜间好发、可自行缓解，有过敏病史或过敏家族史，都要考虑胸闷变异性哮喘，并进行排查。可去医院做肺通气功能，若正常再增加气道激发试验。

哮喘与感冒的区别

什么是哮喘？许多患者可能分辨不出来自己是否得了哮喘，还以为自己是感冒长时间都不能治愈，那么，哮喘和感冒究竟有何区别？区分两者可从以下三个方面入手：

(1) 哮喘咳嗽时间长，易反复在晚上发作，来去比较快；感冒咳嗽随疾病发展慢慢出现。

(2) 单纯的哮喘不会发热，而感冒往往伴有发热。

(3) 哮喘还会有喘息、哮鸣等症，肺部可听到鸣音，这跟感冒完全不一样，可作为一个很好的判别方法。

1/3 慢性咳嗽患者源自哮喘

我国慢性咳嗽的患者中，有 1/3 根本不是支气管炎，而是哮喘。属于变异性哮喘的慢性咳嗽，患者咳嗽多为无痰的干咳，且在早晨和夜晚加重；另外，不良空气的刺激会使咳嗽症状明显出现。这一类咳嗽患者时常因为时轻时重而拖延就医，到了不得不就医的时候，拍出的胸片也并没有明显异常。这也是导致很多人被误诊的一个原因。如果符合上述症状，在就诊时应提醒医生做哮喘的相关检查。

压力大易致哮喘发作

/程齐俭 上海交通大学医学院附属瑞金医院呼吸科副主任医师

哮喘是常见的过敏性疾病，而过敏虽然大部分有遗传因素，但是否发病、何时发病、发病强度如何在很大程度上取决于环境和患者本身。其中，压力导致的过敏和哮喘发作越来越值得关注。

哮喘患者体内的细胞类型与正常人不同，有一类称为调节性 T 细胞（减少人群过敏症状的细胞）在哮喘人群中比例是下降的。动物实验显示，怀孕的小鼠如果在持续压力（如给予噪声）的刺激下，随着压力反应的增加，其产出的小鼠体内调节性 T 细胞的比例就会下降，使出生的小鼠更容易患哮喘。在人群当中是否有这样的情况，需要进一步证实。另一方面，哮喘患者如果正处于压力过大的情况，其哮喘和过敏症状都会加重。

流行病学资料显示，压力可导致哮喘的症状更难控制，更多的哮喘急性加重，更长的住院时间，哮喘的用药更多，进一步加重哮喘的经济负担。压力是生活的一部分，如何正确处理压力显得异常重要。学会缓解和释放压力，可以减少哮喘的发作。如改变自己的思维方式，思考一下大脑中有什么念头和想法导致自己变得紧张，尝试去改变对这些东西的态度，甚至不要让自己产生这些念头。思考问题的方式、自己的价值期待和自我暗示常常决定了自己的情绪和感觉，也关系着自己是否能很好地控制压力。

减少外界因素对自己情绪的影响，规划好生活可以减少紧急情况的发生，坚持体育锻炼是减少精神压力和治疗哮喘的重要措施之一。还要有足够的睡眠。哮喘和其他的慢性病患者都需要足够的睡眠。当睡眠不足时，往往会引起神经系统的紊乱，导致精神的紧张和情绪的改变。

还有一点要注意的就是在感知压力较大、哮喘症状可能不稳定时，应该及时就医并调整用药。吸入糖皮质激素是治疗和预防哮喘发作的最重要的药物。研究显示，压力可造成人体中与该药物结合的受体（糖皮质激素受体）的功能下降，短期的对应方法可以加大吸入激素的用量。

有控有防，调治哮喘

／程凯 北京中医药大学副教授
／丽萨伍德 新莱姆顿大学亨特医学研究院讲师

少吃油腻多润肺

据美国“每日健康”网站报道，来自美国胸腔学会国际会议的报告称，新的研究发现，高脂饮食会使肺功能下降。这一现象，在哮喘患者身上更明显。

以前虽有研究称食物脂肪可以激活免疫反应而引起全身炎症，但不涉及气道。

初步研究表明，在餐后4小时的测验中，享有高脂肪餐的受试者有增加哮喘的表现。吃过高脂餐并随后使用哮喘药物吸入器的人，肺功能改善效果只有1%，而那些低脂餐者的肺功能却有4.5%的改善。

为保护我们的肺，尤其是哮喘患者，建议少吃脂肪含量高的食物，多吃润肺生津的梨和银耳等。

游泳锻炼“抗哮喘”能力

只要防治得当，哮喘完全是可以控制的。游泳就是一个锻炼“抗哮喘”能力的好方法。

游泳在水中进行，人的体温和水温、气温之间都存在差别，因此经常游泳能改善神经系统对体温的调节功能，提高人体对气候冷热变化，尤其是对低温的适应能力，改善儿童的身体素质和机体抗病能力，减少哮喘发作。

此外，由于水的密度比空气大数百倍，因此在水中运动时胸腔受到的压力很大，尤其是吸气时要克服水的压力。这就给人的呼吸系统功能提供了锻炼的有利条件，就好像是在“负重练习”，可以提高人体呼吸系统的功能。

不仅仅是游泳，适度的体育锻炼都可以提高身体的抵抗力，缓解哮喘。但是，在发病期间最好不要游泳，以免产生危险。

过敏性哮喘，中午少外出

春季乃哮喘的高发季节，若平时不注意生活细节，极容易导致哮喘病的复发。尤其是过敏性哮喘患者，极易发生支气管痉挛，甚至有可能危及生命。这类患者要最大限度地减少花粉的吸入。中午日晒最强，花粉释放量最多，此时过敏性哮喘患者最好不要外出，即便有事外出，也一定要戴好口罩，做好防护措施。

哮喘突发按按天突穴

中医认为，哮喘病的发生主要为痰伏于肺，乃因外邪侵袭、情志刺激、饮食不当、体虚劳倦等诱因引动而触发，以致痰壅气道，肺气宣降功能失常。

深夜发病的哮喘患者，可通过自行点按天突穴来快速缓解哮喘发作的不适。天突穴位于颈部，在前正中线上，当胸骨上窝中央，即两锁骨头中间的凹陷处。善治咳嗽、哮喘、胸闷、咽痛等病症。哮喘急性发作时，应以食指或中指指腹向胸骨方向点按天突穴。

除积极配合缓解期的治疗，支气管哮喘患者平时还需注意保暖，避免受寒。饮食以清淡为主，少食辛辣油腻黏滞之物。保持良好的卫生习惯，远离过敏原。室内经常开窗通风，保持室内干燥。尤其要注意忌酒、忌烟、忌过咸食物，最好不要吃腌制食品。

常吃这些果蔬可防哮喘

/张晔 解放军309医院营养科营养师
/诸葛荣华 美国马萨诸塞大学医学院微生物学和生理系统专家

冬季是哮喘的高发期，瑞士洛桑大学的研究人员发表在近期《自然医学》上的一项新研究成果表明：吃大量果蔬可防止哮喘。特别是一些高膳食纤维含量的果蔬，如茭白、牛蒡、芹菜等，更应该多吃。

研究人员解释：一旦摄入膳食纤维含量高的果蔬，肠道的有益菌就会对膳食纤维进行加工，释放出一种名为短链脂肪酸的代谢产物。它进入血液后就会影响身体其他部位（包括肺部）免疫细胞的发育。因此，可有效控制呼吸道炎症性疾病。

此外，研究还发现，西蓝花及其他十字花科蔬菜中所含的萝卜硫素有助于抗击导致哮喘的呼吸道感染。

苦味食品防哮喘

吃点苦味食品能对气道细胞中的味觉感受器形成刺激，通过放松肌肉改善哮喘患者气息不畅的症状。

一些食物，如芥蓝和苦瓜，能让已经收缩的气道细胞产生膨胀，这一过程也被称为支气管扩张。

从生物进化的角度来看，苦味感受器有助于人体识别具有危害性的食物（如腐烂变质或有毒性），人们长久以来认为这种感受器只存在于舌头中的某些细胞中。直到最近几年，科学家才逐渐意识到这种苦味感受器还存在于人体的许多其他细胞中。

具体来说，当气道中平滑肌细胞中的苦味感受器接触苦味食品时，就会对细胞产生放松作用。从细胞层面来看，当哮喘发作时，气道中平滑肌细胞的细胞膜通道就会敞开，让钙离子流入细胞，导致肌肉收缩和呼吸困难。苦味食品能够切断钙离子的通道，让气道得到放松，对哮喘具有极好的防治效果。

总是哮喘，秋天吃胡萝卜

一位60多岁的老人，多年患支气管炎总是不见效，营养师让她每天吃胡萝卜，吃法很多，可以炒，可以蒸，这个蒸跟我们平时说的蒸不太一样，只要在炒菜的时候直接将胡萝卜放在上面就可以了。可以当成零食吃，每天吃一点就可以，即使放凉了也没问题。

慢性支气管炎是很多北方老人常见的一个病症，而胡萝卜富含维生素A，对呼吸道黏膜有很好的修护作用。这样坚持一个秋天，冬天一般就不会复发。

蜜醉花生治哮喘

/赵岩松 北京中医药大学教授，医学博士

哮喘发作时，气道会变得肿胀、狭窄，产生比正常更多和更黏稠的黏液，从而导致呼吸困难、喘息、咳嗽，而且不能从事日常活动。其痛苦程度不言而喻。

在生活中，上至80岁的老人，下至幼儿园的小孩，可以说不分男女、不论老少都可能遭遇哮喘的煎熬。笔者曾经接诊过一位患者，他小时候生过一场病，由于治疗不及时落下了支气管炎哮喘这个病根。后来跑了很多家医院，经过长时间的治疗，病情终于得到了控制，从15岁那年算起，好几年都没发作过。后来由于一次外出郊游淋了雨，哮喘这病又缠上了他，气急、胸闷、咳嗽等症状时时出现，有时连觉都睡不好。

他介绍完自己的病情后，询问有没有什么方法可以根治哮喘。当得知还没有什么药物可以根治哮喘，他像霜打的茄子似的没了精神。笔者见他这样接着说道："不过，我们还是可以采取有效的方法使病情得到控制，减少哮喘的发作，从而减轻痛苦。"

笔者推荐他可以回去试试用纯蜂蜜泡带红皮的花生米。方法是：用纯蜂蜜（如蜜不纯时可加热去掉水分）埋住花生米。泡7天后，每天早上空腹吃7粒，若严重时，可在睡前再吃7粒，坚持吃3个月左右，基本上就可以控制。但同时要注意加强锻炼，增强体质，减少其他疾病的发生。

他回去后，照笔者说的方法吃了不到3个月，其哮喘症状就有了明显好转，呼吸变得非常顺畅，气管中几乎听不到哮鸣音发出。他见效果这么好，就一直坚持吃这个偏方，至今已经2年了，他的哮喘病没再复发。

治哮喘要打持久战

／林江涛 中日友好医院呼吸内科主任，主任医师

说到哮喘，很多人都觉得它是甩不掉的顽疾，一旦患上，就会纠缠一生。其实，哮喘虽不能根治，但只要进行规范化的药物治疗，就能把它控制好，就能像正常人一样，畅快地呼吸，愉快地生活。

坚持治疗：每月复查一次

笔者在接诊的过程中，对每位患者都要强调一句："取完药一定要回来一趟，教给您怎么用药。"

临床上经常会发现，不少患者拿了药就走了，连药的性质和使用方法都没弄明白。对医生来讲，诊断疾病只是完成了一半的工作，另外一半工作是教会患者如何正确合理地用药。

哮喘患者平时除了远离过敏刺激因素外，用好药也至关重要。哮喘不是细菌或者病毒造成的炎症，用抗生素不起作用，目前对稳定期的患者来讲，吸入激素（包括干粉剂和气雾剂）是最有效的治疗方式，且副作用小。需要注意每次吸完药物要深漱口，把口咽中残存药清洗掉，减少声音嘶哑等局部不良反应。

哮喘治疗是项"持久战"，要想"速战速决"是根本不可能的。哮喘不能根除，但能控制和减轻急性发作。建议患者最好每个月复诊一次，这样医生就可以根据病情调整治疗方案或药物剂量。

治疗哮喘：先要诊断清楚

单纯用药还远远不够，除规律服药、按时复诊，生活饮食上多注意，每天还得监测哮喘病情变化（用峰流速仪监测）以及写好"哮喘日记"，医生可以通过哮喘日记动态地了解病情，调整和优化药物剂量和治疗方案。

患者接触过敏刺激，导致支气管痉挛，出现咳嗽、喘息、气促以及胸闷等。

但有些人并不出现这些症状，如隐匿性哮喘，平时可能也不喘息；另外，出现咳嗽、憋气等也不一定是过敏性哮喘，可能是单纯过敏或其他原因引起的。不同疾病有不同的治疗方法，诊断清楚是首要任务。

我们建立了一套诊断标准，怀疑是过敏性哮喘，都要通过过敏原皮肤点刺、血液化验、痰细胞学检查、气道反应性测试等全面检查后才能做出诊断。诊断指标不但是诊断疾病的依据，而且对评估后续治疗效果很重要。

控制哮喘：吸入治疗最有效

哮喘治疗是个长期的过程，很多患者都是笔者的“老朋友”，每次在认真看过检查结果后，笔者都会根据具体情况为患者提前预约好下次复查的时间，并且在自己的台历上写清楚。

一位患者倾诉自己以前的看病经历，什么药都用过了，但效果一直不好。

笔者向患者解释：治疗效果不同，不是药物本身的差别，而是用法是否合理。为了让每位患者都掌握正确的用药方法，特别是吸入激素，笔者专门配备了一位助手指导患者。

哮喘治疗本身就是在打持久战，治疗和控制的效果，一半取决于医生，而另一半就取决于患者，需要医患共同努力。

第十一章 慢阻肺：雾霾来袭更要加强护肺

慢性支气管炎、肺气肿、肺源性心脏病统称为慢性阻塞性肺病，简称慢阻肺，是老年人的常见病、多发病，冬春季节易发。慢阻肺是一种以持续气流受限为特征的可以预防和治疗的疾病，其气流受限多呈进行性发展，与气道和肺组织对有害气体或有害颗粒的慢性炎症反应增强有关。缺乏锻炼、年老体弱、缺乏营养、贫血、免疫与防御能力降低等，也是诱发慢阻肺的重要因素。

做个肺功能检查很有必要

／沈渝菊 第三军医大学西南医院呼吸内科副主任技师
／张挪富 广州医科大学第一附属医院呼吸内科主任

人们对呼吸系统的问题普遍不太重视，尤其是感冒后反复咳嗽不加治疗，觉得只要不影响正常生活就不用上医院，这样往往会错过早期诊断的最佳时间。如果咳嗽、气急、喘息的症状持续时间久了，可能发展为肺心病，最后还会累及全身各个系统。支气管炎、肺气肿、肺心病是慢阻肺的三部曲，如此发展下去，最终结果将是呼吸衰竭。

要早期中断慢阻肺三部曲，需先做肺功能检查，以明确病情。

肺功能检查是诊断慢阻肺的金标准，也是早期发现慢阻肺最有效、最方便的途径。若能在发病早期就得到诊断，会大大延缓疾病的进展。

你是否需要进行肺功能检查？

(1) 你经常咳嗽吗？

(2) 你经常咳出黏痰吗？

(3) 你在爬楼梯、遛狗、逛街购物等时，是否比同龄人更易呼吸急促？

(4) 你超过 40 岁吗？

(5) 你吸烟或曾经吸烟吗？

如果以上有三个回答为“是”，请向医生咨询并且去做一个简单的肺功能检查。

整个肺功能检查就像吹气球，大约需要 10 分钟。被检者要跟着医生的提示，不停地对着一个吹气管吸气、呼气，时而平缓、时而用力、时而短促、时而深呼吸。通过测定人体呼吸时呼吸道产生的气流速度和气流量的变化，就可以了解呼吸功能是否正常。

慢阻肺以咳、痰、喘为典型症状，但从临床统计来看，约 2/3 的患者早期没明显症状，即使有症状，也易误以为是普通感冒、咳嗽或支气管炎，简单吃点药能扛过去。直到呼吸困难连床都起不来了，才去医院。作为医生，我们非常痛心地看到，很多患者来就诊时，已到了后期甚至晚期。

慢阻肺其实很容易与其他呼吸疾病区分，因为它有自己的诊断金标准，那就是肺功能检查，吹一口气就能诊断出来。比如，有些慢性支气管炎患者也咳喘，但肺功能检查正常，那就可以排除慢阻肺；而有些患者仅是咳嗽加痰多，不喘，但肺功能检查不正常，就是慢阻肺。现在肺功能检查在医院、社区卫生服务中心、体检中心都有。建议 40 岁以上有长期吸烟史的男性、经常接触粉尘污染、有慢阻肺家族史、经常被动吸烟、小时得过百日咳之类呼吸道感染疾病的人，一年查一次肺功能。我们希望看到大家像量血压一样去检查肺功能。

另外，很多慢阻肺患者长期使用吸入激素，而长期吸入糖皮质激素可增肺炎和骨折风险，只有重度和极重度并伴频发急性加重慢阻肺患者才推荐使用。

慢阻肺患者需要知道的生活事项

/许银娅 广东省中医院呼吸内科副主任医师
/张纾难 中日友好医院中医呼吸科主任，主任医师，教授

两成烟民会患慢阻肺

抽烟、环境污染是导致慢阻肺的两大主要因素。长期抽烟导致颗粒吸入肺部，造成肺部炎症，进而带来肺部的病变。15% ~ 20% 吸烟者将发展为慢阻肺患者，而我国是烟草大国，吸烟人数占了全世界的 1/3，所以更应该重视。

对慢阻肺的治疗存在一些不规范的现象。我国在慢阻肺治疗上缺乏安全有效方便廉价的药物。只有早发现早治疗，才能够在一定程度上提高治疗效果。

医生建议，长期吸烟和被动吸烟的人，工作或生活环境中经常接触有害粉尘或气体的人，经常接触油烟以及肺功能减弱的老年人，应定时到医院做肺功能检查。

慢阻肺偏爱重庆人

“十五”期间（2001 ~ 2005）在我国 7 个地区（北京、上海、广东、辽宁、天津、重庆和陕西）对 40 岁以上的人群进行过抽样调查，该调查显示重庆市慢阻肺发病率最高。

为什么慢阻肺会偏爱重庆人？这可能与重庆是有名的雾都有关系。重庆“霾”天气较多，霾主要由平均直径 0.31 微米的细粒子大气气溶胶组成，这些气溶胶可被人体吸入，并在肺部和气道沉积。另外，重庆男性吸烟比例也较高，吸烟是引起慢阻肺的主要因素之一，这都给重庆人慢阻肺高发埋下了隐患。

吸烟的人早晨起床后，点燃第一支烟，急促的咳嗽、咳痰也便随之而来，这其实就是慢性阻塞性肺疾病的第一信号。诊断慢阻肺的金标准是肺功能检查，只

需对着检测设备的呼吸管吹气吸气即可诊断。

有慢阻肺更不能紧闭门窗

慢阻肺患者不要为了保暖而紧闭门窗。空气不流通更易滋生细菌，诱发疾病。每天至少早晚两次开窗通风，但是患者要避免吹对流风，以防感冒。

此外，干燥的空气也很容易刺激呼吸道诱发慢阻肺，因此，应将居室的相对湿度调节到45%。可用加湿器，也可以向地面洒水或悬挂湿布来加湿。

45岁后半年查一次肺

当您的肺功能开始退化的时候，您和正常人没有任何区别；而当您上楼气短、走路呼吸困难时，您很可能已经到了慢阻肺的晚期，七成潜在慢阻肺未经受正规治疗，多数慢阻肺患者一确诊就已经到了中晚期。正常人45岁之后就已开始面临肺功能退化，这时候就要定期查查肺功能了。

慢阻肺的症状主要是咳嗽、咳痰、呼吸困难，现阶段是无法治愈的。但是如果及早发现，可以通过远离烟尘环境和坚持使用吸入类药物等早期干预手段来缓解症状。

45岁以后肺功能状况会慢慢降低，如果下降速度很快则很可能面临慢阻肺的威胁。对于以下四类人群，应该像量血压一样，每半年到医院进行一次肺功能检查。四类高危人群包括长期抽烟者，反复呼吸道感染者，长期接触室内污染者（农村烧柴火、厨房油烟等），职业性粉尘接触者，应该从45岁起就开始接受半年一次的肺功能检查。

有慢阻肺怎么吃

慢阻肺患者以气虚阳虚证型多见，加上冬季天气偏干燥，饮食要清淡，尽量少吃或不吃羊肉、狗肉等属温热的食物。在脾胃功能正常的情况下，可以多吃禽蛋、鸭肉、鸡肉、鸽肉、鱼等平补之品，同时可多进食百合、芝麻、萝卜、蜂蜜、莲子、藕等滋阴润肺的食物。

此外，由于慢阻肺是一个消耗性的疾病，患者长期缺氧，容易出现营养不良。有调查显示，20% ~ 70%的患者合并营养不良。因此，有慢阻肺要及时看营养科，在营养师的指导下补充富含优质蛋白质、维生素和微量元素的食物。

重视慢阻肺的前期筛查和治疗

/苏楠 中日友好医院呼吸科主任医师
/林江涛 中国医师协会呼吸医师分会主任委员，教授

慢阻肺，是具有进行性不可逆特征的气道阻塞性疾病，定义很难懂，但关键在“不可逆”三个字上。一旦得了慢阻肺，就无法完全恢复到得病之前的状态。因此，慢阻肺的前期筛查和确诊治疗十分重要。

防范——各类病情都应尽量活动

进入冬季，很多慢阻肺患者不敢出门，呼吸科专家不太赞成，建议患者选择合适的时间每天坚持运动。

天气寒冷，慢阻肺患者如果不运动，心肺功能会下降得更快。如果一冬天都窝在家里，肺功能会明显下降。病情严重的患者可以在床上活动，能下地的在屋里活动，可以出门的则要选择空气好的地方进行适量活动。

在寒冷的冬季，可以选择有太阳的天气外出运动，时间也可以选择每天上午10点、下午3点左右气温较高的时间段。但如果出现雾霾天气，则尽量不要外出活动。

筛查——便捷新设备准确率达80%

慢阻肺通常在早期没有症状或症状轻微，极其容易漏诊。而当患者出现活动后气促等明显症状，并得到确诊时，其肺通气功能损害往往已超过一半，失去了最佳治疗机会。

关于慢阻肺的诊断，最科学的办法就是做肺功能检查。但在很多基层地区，人们并不会主动去医院做肺功能检查。钟南山院士带领的研究团队成功开发了一种手持呼气峰流速仪，只需简单操作该流速仪，便可对慢阻肺进行筛查。该仪器的特异性和灵敏性可达到80%。

这种仪器是根据多年的流行病数据，总结研究出的一个判断慢阻肺的公式，人们每次使用峰流速仪呼吸三次，就能得到一个数值，以此来判断病情。现在，此项研究正在准备向基层特别是呼吸科专家有限的偏远地区或社区推广，方便人们进行慢阻肺的前期筛查。

用药——超 2/3 患者用药不规范

慢阻肺患者在我国数量众多，在男性吸烟者中发病率尤其高，但最关键的问题是治疗的不规范。从中日友好医院呼吸科的患者调查数据来看，超过 2/3 的患者不能做到坚持用药，治疗效果大打折扣。慢阻肺不是感冒发热，一旦发作很可能就要住院，而且会再度损坏肺功能，导致病情不断恶化。

最有效的控制办法，就是不论病情稳定还是发作，都要坚持规范用药，如支气管扩张剂，每天坚持用的话，可以显著改善肺功能，避免慢阻肺的急性发作。

防治慢阻肺不得不说的六个事实

/钟南山 中国工程院院士
/王辰 北京医院副院长

从1数到120，按照每秒数1个数字的速度，需要2分钟。在数完120个数字的短暂时间内，就有5个人，因为同一个“凶手”离开了人世。

这个凶手就是慢阻肺。据2010年发布的中国卫生统计年鉴，呼吸系统疾病是导致中国城市和农村居民死亡的第四大原因，而慢阻肺是其中最重要的疾病。我国有超过3800万患者深受其困扰，其中致残人数达500～1000万，每年因慢阻肺死亡的人数达100万。

1. 警惕呼吸困难和活动能力下降

人们一般认为慢阻肺这种致残致死率较高的疾病，应该会有临床症状。实际上，约有1/3的患者没有早期症状，但是他们已经出现了肺部的功能性改变，甚至结构破坏，导致慢阻肺病情在不断加剧。

慢阻肺的危险性在于，疾病进展比较隐秘，常不为人察觉，早期症状不明显，因此慢阻肺最大的问题是漏诊和误诊。慢阻肺患者出现气促、呼吸困难等症状时已多属于中晚期，肺通气功能已损害50%以上，而中晚期慢阻肺发生感染后急性加重、呼吸衰竭的概率明显增加，5年内死亡率可以高达20%～30%。

所以，在所有肺部疾病中，慢阻肺称得上是最“不动声色”的“杀手”。据统计，至少有一半的慢阻肺患者根本没意识到自己患病，导致病情一再被贻误。因此，人们如果在爬楼梯、遛狗、做家务时比同龄人更容易出现呼吸困难、活动能力下降的情况，应该及时进行肺功能检查。

2. 肺功能检查是确诊慢阻肺的金标准

“关爱肺部健康，重视肺功能检查”一度成为“慢阻肺日”的主题，从这个口号中我们可以看到肺功能检查的重要性，它是判断慢阻肺的金标准，遗憾的是慢阻肺患者中只有 6.5% 曾经做过肺功能检查。这个数字在农村仅为 2.4%。

3. 预防急性加重是慢阻肺主要的治疗目标

目前医学上尚未有彻底治愈慢阻肺的手段，关键的治疗目标之一就是减少发作，预防急性加重。一些慢阻肺患者平时不治疗，只在病情急性加重时才去医院治疗，这是导致死亡率增高的一个重要因素。

聪明的医生通过适当干预来防止疾病的急性发作，而不是在患者发作时才给予治疗；聪明的患者通过坚持合理的药物治疗来防止疾病发作，而不是在发作时才去看急诊。每一次急性加重都会使慢阻肺患者的肺功能进一步下降，加快疾病进程，增加死亡的风险。处于稳定期的慢阻肺患者，一定要坚持长期规范治疗。

4. 吸烟是慢阻肺的罪魁祸首

吸烟是慢阻肺重要的危险因素，吸烟人群中 13.2% 患慢阻肺，不吸烟人群中只有 5.1% 患此病。与非吸烟者相比，吸烟者呼吸道症状多，肺功能异常率高，第一秒用力呼气量（FEV1）的年下降率快，且与吸烟总量成正比。

吸烟者患慢阻肺比不吸烟者多 3 ～ 5 倍。吸烟量越大、时间越长、吸烟时烟草烟雾吸入气道越深、开始吸烟的年龄越早，患慢阻肺的危险性越大。吸烟可致慢阻肺患者死亡危险增加，在吸烟所致的死亡中，45% 死于慢阻肺。

正常人 25 岁后，肺功能指标每年都在递减，其中 FEV1 每年下降 20 毫升，这是自然规律。而 40 岁以上吸烟的慢阻肺患者，FEV1 每年下降约 60 毫升，递减速度明显加快，差别明显。这就是吸烟对肺功能下降影响的重要原因。

5. 长期规范用药可降低死亡风险

影响慢阻肺患者日常生活的症状是呼吸困难和活动能力下降，使其生活质量下降。这一现象出现的主要原因之一，是许多患者未能长期规范用药。

很多稳定期慢阻肺患者不愿坚持长期规范药物治疗的原因：一是轻敌，二是认为每年药物治疗费用高昂。其实，慢阻肺患者一次急性加重的住院费用明显高于日常使用支气管扩张剂。《慢性阻塞性肺疾病全球创议》中，推荐稳定期慢阻肺患者，根据病情程度规律、规范应用长效支气管舒张剂等药物。

6. 吸入较口服更安全有效

有些患者在长期规范用药过程中存在误区。他们重视口服药，忽视吸入药物的使用。而与口服药相比，吸入药物起效快、作用强、安全性高、副作用小，更适合长期使用。相对于吸入药物来说，口服或注射药物进行长期治疗的不良反应更为多见。

大部分用来治疗稳定期慢阻肺的药物都是通过吸入给药，吸入药可直达肺部发挥作用，用量小，可缓解气道陷闭，迅速缓解慢阻肺患者呼吸困难症状，提高活动能力，预防急性加重，使患者恢复充满活力的生活。

慢阻肺五症状需注意

／陆海雯 同济大学附属上海市肺科医院呼吸科医师

慢阻肺常见症状有咳嗽、咳痰、胸闷或活动后气喘。如果我们能细心观察，当出现一些新症状时，就可以对疾病的变化做一个自我预判。

症状一——胸痛不能平躺：气胸

慢阻肺患者突然发生一侧胸痛，且多是在持重物、屏气或剧烈咳嗽之后出现比平时更严重的呼吸困难，甚至不能平躺时，就要警惕发生气胸的可能。

症状二——头痛、眼泪汪汪：呼吸衰竭

患者出现头痛不适，尤其是曾经不易入睡，现在转为嗜睡，若还有双眼“水汪汪”，就要高度怀疑存在呼吸衰竭的可能。需要到医院查动脉血气，必要时行通气治疗。

症状三——腹痛饭后加重：胃溃疡

慢阻肺患者反复出现中上腹疼痛，且饭后加重，还有反酸、嗳气等，要考虑因慢性阻塞性肺病致全身缺氧，胃肠道长期瘀血而引起胃溃疡的可能。需要到消化科治疗。

症状四——双下肢肿夜尿多：心脏病

患者若出现双下肢浮肿，用手指按压小腿前侧或足背出现“凹陷”，且夜间不能平躺，夜尿增多，多为肺源性心脏病，心功能不全。需同时治疗原发肺病和心脏病。

症状五——单下肢肿痛：血管栓塞

如患者仅有一侧肢体肿痛，且不断加重，在排除外伤等原因后，需考虑因缺氧引起的继发性红细胞增多症，进而出现血管栓塞的可能。应适当活血化瘀，进行抗凝治疗。

治慢阻肺怕三急

/沈华浩 浙江大学呼吸病研究所所长，教授

目前中国有慢阻肺患者约4000万人，每年死亡100万人，远远超过了艾滋病和结核病的死亡人数。慢阻肺发病率，40岁以上人群高达8.2%。发病逐渐年轻化，致残、致死率比较高，且不可逆。

慢阻肺不会马上有生命危险，得了别着急，治慢阻肺更不能急。

1. 别急着承认老了

一位来大陆定居的台商，住两层小楼。第一年发现爬楼梯困难；第二年爬不动，就把卧室搬到一楼；第三年慢阻肺急性加重发作，差点没命。

慢阻肺最主要症状不是咳喘，而是气急，尤其是活动以后的气急，甚至不能爬山，但多数人第一感觉不是“我病了”，而是“我老了”。慢阻肺是进行性加重的，如果平时爬6楼没问题，今年爬3楼就气急，明年2楼都爬不动，老得也太快了吧。

去医院做个肺功能测试，几十块钱加吹一口气，就能查出是不是慢阻肺。建议45岁以上者把肺功能测试作为常规体检项目。

2. 别急着想治好

很多患者都急着问：“我这病几个月能治好？”浙江一位乡党委书记轻信包治好的小广告，邮购药品口服，还到处推荐，结果全乡不少的慢阻肺患者都得了骨质疏松。

原来，“包治好”的药里一般都含激素，短期有效，长期口服就会造成骨质疏松。面对急着治好的患者，笔者总会告诉他们：你的病跟高血压、糖尿病一样，要长期治疗。

长期治疗要用吸入用药方式，见效快，用药量是口服的1/100，副作用只有

1/1000。单独吸入长效支气管扩张剂噻托溴铵，或再配合吸入小剂量激素（如每天 40 毫克），既能有效控制病情，又不会得骨质疏松。

3. 别急着停药

医生几剂药下去，不少患者病情控制住了，就感觉病好了，不想再多花钱；而有的担心药吃多了不好，急着就把药停了。

坚持规范用药，平均一天 20 元，一年下来也就 7000 元。等急性发作了，住一次院少于 20000 元出不来，肺损伤又不可逆地往前走一步。等到呼吸衰竭要抢救，可能需要几十万，弄不好命还没了。你说哪个划算？

患者长期吸入长效支气管扩张剂，可减轻症状，减少急性加重机会；接种肺炎和流感疫苗，防止感染诱发急性加重；每一个慢阻肺患者都要戒烟，确诊后就应在诊室里当场把烟和打火机扔掉。

治慢阻肺要打“组合拳”

/徐丽华 江苏省中医院呼吸科主任医师

慢阻肺患者在药物治疗外，还要注重氧疗、营养治疗和腹式呼吸疗法等，多管齐下，打组合拳，才能更好地控制病情，提高生活质量。

氧疗

是一种有效缓解慢阻肺症状的方法，能纠正低氧血症，减少并发症，提高患者生活质量。特别是有呼吸功能衰退的人，通过氧疗能延长生存期，降低病死率。

营养治疗

慢阻肺患者由于营养物质摄入减少、消化吸收不良、能量需求增加和分解代谢增强等原因，常发生营养不良。营养不良、免疫功能低下和感染是慢阻肺患者的重要致病因素，三者互为因果，密不可分，并形成恶性循环。慢阻肺患者应积极加强营养，最好去医院看看营养科门诊，请营养专家帮助科学安排食谱。

腹式呼吸疗法

处于慢阻肺缓解期的患者肺功能减退，患者最好做一做缩唇样呼吸、腹式呼吸及自控缓慢深大呼吸，以晨起空气清新处练习为佳，重点是训练腹式呼吸，协调膈肌和腹肌在呼吸运动中的活动，以能够耐受为度。长期坚持有提高肺活量、改善肺功能障碍的功用。

慢阻肺抓紧夏天治

/钟南山 中国工程院院士

慢阻肺已经成为越来越多中老年人的健康危害。及时合理治疗可有效控制慢阻肺。夏季正是慢阻肺稳定治疗的黄金期。

慢阻肺与环境污染有很大关系。笔者曾做过调查，广东韶关烧柴草做饭的妇女7.2%有慢阻肺，而改用沼气代替柴草取火后，9年后慢阻肺患病率降低了4倍。环境污染加重慢阻肺，PM2.5是不容忽视的重要推手。有研究显示，PM2.5每增加10微克每立方米，慢阻肺患者的住院率便随之上升3.1%。

相比时常雾霾的冬季来说，夏季空气相对较好，PM2.5相对较低。夏季也是患者感觉最舒服的季节，因此，正是稳定治疗的黄金期。为防止肺功能继续恶化，以及进入秋冬后临床症状的急速加重，慢阻肺患者应在夏季这个稳定期抓紧治疗。

稳定期慢阻肺的主要处理措施包括戒烟、药物治疗和运动锻炼、营养治疗等。同时，患者可以逐渐养成健康的生活方式，比如积极参加运动锻炼、坚持长期氧疗（重症）、配合营养治疗等。

秋冬季是慢阻肺急性加重期

/张珍祥 华中科技大学同济医学院教授
/王长征 第三军医大学新桥医院呼吸内科主任，教授

入秋至次年三月份是慢阻肺发病密集期，秋冬季空气中的烟尘增多，加上冷空气直接进入呼吸道导致分泌物增多，慢阻肺患者由于气道狭窄、阻塞，极可能诱发慢阻肺急性发作，而赶在发作前抓紧治疗，可达到事半功倍的效果。

急性发作对慢阻肺患者的威胁最大。据统计，在重度慢阻肺患者中，全年无急性发作的患者八成以上可以存活；一年发作 1 ~ 2 次，5 年的存活率只有六成；如果一年发作 3 次，5 年的存活率只剩下 30%。每次急性加重发作的人均住院费高达 22691.4 元，给患者的家庭和个人带来沉重的经济负担。在病情恶化、出现频繁急性加重前及时进行治疗，是降低疾病危险的关键。

此外，大家也要关心气象和环保部门发布的有关雾霾信息，综合判断是否适宜开窗通风和外出是否戴口罩。

早上 8 点养肺最好

冬天干燥，容易发生呼吸道感染，对于慢阻肺患者来说，疾病发作会导致抵抗力下降，从而大大增加感染甲流的概率。

慢运动有助预防慢阻肺发作，如步行、慢跑、太极拳等时间较长、强度较低的有氧运动能保持和增强肺泡弹性，使通气量增加，提高血液中氧气含量，缓解缺氧。

一天中养肺的最佳时间是早上 8 点左右，这时肺脏功能最强，最好此时进行节奏缓慢的有氧运动，能强健肺功能。

此外，慢阻肺患者要尽量避免与感冒患者接触。饮食上忌油腻，多吃蔬果，并要忌烟、酒及辛辣食物。此外，慢阻肺患者居住和工作环境要温暖舒适，空气要新鲜，常开门窗，多晒太阳，居室内保持一定湿度。

慢阻肺患者应防肺癌

/王春 辽宁省人民医院呼吸科主任医师
/韩勇 第四军医大学唐都医院全军胸腔外科中心副教授

肺结核、肺炎、哮喘等疾病并不会增加患肺癌的危险，而慢性支气管炎、肺气肿等慢性阻塞性肺疾病，因患者肺功能损伤，反而更容易得肺癌。

吸烟虽是影响肺功能的重要因素，但控制吸烟后，肺功能改变仍与肺癌的危险性相关，这说明肺功能损伤可能是导致肺癌的重要原因。

慢阻肺患者的黏膜清除能力受损，使致癌物清除减弱，同时肺癌与慢性阻塞性肺疾病可能有着相同的致病基因。当慢阻肺患者肺功能测定小于 70% 时，肺癌发生率明显升高；当其肺功能测定大于 86% 时，肺癌发生率下降，这说明随着肺功能的增加，发生肺癌的危险性也在逐渐下降。

慢阻肺患者要减少急性发作，保护肺功能非常重要。肺炎球菌疫苗能预防 23 种细菌引起的肺炎，对慢阻肺的急性发作有预防作用。

慢阻肺的治疗包括急性加重期和缓解期的长期综合治疗。不能只在急性发作期重视用药，一旦得到缓解就停止治疗。目前常用的治疗慢阻肺的药物安全性比较好，只要在医生的指导下合理用药，出现不良反应的可能性极小。

第十二章 帕金森病：知识分子尤其要注意

帕金森病（PD）又名震颤麻痹，是中老年人最常见的中枢神经系统变性疾病。其得名是因为一个名为帕金森的英国医生首先描述了这些症状，包括运动障碍、震颤和肌肉僵直。被世人誉为“宇宙之王”的著名物理学家霍金，就是帕金森病患者。

帕金森病：爱找聪明人

/陈彪 北京宣武医院神经内科主任医师、副主任

说起帕金森病，可以总结为“三个多”：一是聪明人多，二是中国人多，三是症状多。

聪明人多

从著名作家巴金、数学家陈景润到美国前总统杜鲁门、教宗保罗二世等，众多名人都得过帕金森病，原因很可能和过度用脑有关。用脑过度会使脑细胞产生一系列化学反应，而帕金森病就是因为一种叫多巴胺的神经递质减少、衰老而发病。

帕金森病还与工作紧张、压力有关。曾有实验发现：二战期间关押在监狱的战俘得帕金森病的非常多。因此，防帕金森病要注意劳逸结合、不用脑过度，尤其年轻时从事脑力劳动者，晚年别太紧张和忙碌，尽量多休息。

中国人多

目前中国得帕金森病的老人有200多万，全世界一半的帕金森病患者都在中国。预测到2030年中国帕金森病患者将要增加到500万，在全世界占比率将近57%。

究其原因是中国人口老龄化进程非常快，老年人越来越多，而帕金森病发病年龄多集中在60岁以上，随年龄的增高，患病率也不断升高。

症状多

抖、慢、紧、不稳是帕金森病的典型症状。即手抖；动作慢；肌肉紧。手伸出去觉得僵硬；平衡不好，走路容易晃、摔跤。这是帕金森病发展到中晚期的症状。

早期的非运动症状，如失眠、嗅觉减退、血压不稳定、焦虑等最困扰患者。这些都需要患者提高警惕，早到医院筛查。

帕金森病：全球半数患者在中国

/陈生弟 上海瑞金医院神经内科主任

/李勇杰 北京功能神经外科研究所所长

/肖勤 上海瑞金医院神经内科主任医师

/刘军 上海瑞金医院神经内科副主任医师，副教授，硕士生导师

早期诊断很重要

于先生于2006年被查出得了帕金森病。开始是发现自己的字越写越小了，立刻去医院检查，结果被诊断为帕金森病初期。起初得知结果，心理压力很大。后来，他接受了医院的心理治疗。因为发现得早，病情控制得很好。现在日常起居一点问题都没有。

专家点评：于先生能从写字变小而引起警惕就医，是病情控制得好的重要原因。目前帕金森病患者首诊的主要原因还是手抖。除此以外，走路手摆幅度减小也是一个预示帕金森病很有价值的征兆。

正规治疗效果好

梁先生也是在2006年被查出的帕金森病。当时发现自己不能正常活动了，以为是长期疲劳，身体累垮了。后来检查发现得了帕金森病。刚查出时，走路都不行。后来在医生指导下，开始接受规范的药物治疗。现在，他的行动能力基本都恢复了。

专家点评：目前帕金森病的治疗以药物为主，早期临床效果较好，能有效地减轻患者的症状。但这种药使用3～5年后，会出现一些局限性，需要针对症状调整用药。

预防：非运动症状要警惕

早期有些非运动症状需引起注意，出现常见的震颤等运动障碍时，可能已经

到了中期。

比如出现快速眼动期行为障碍的人，在未来 13 年内，70% ~ 80% 都会被诊断为帕金森病。这一症状主要表现为睡着时，梦境生动，梦中有打斗、冲突场景；梦与夜间行为一致；手脚挥动，还可能说话、骂人、大笑等。

吞咽困难和流口水也是帕金森病的一个重要标志。其实，这是因为吞咽困难导致了口水外流。嗅觉下降的患者也有 10% 在 2 年内发展为帕金森病。便秘同样是帕金森病的主要症状，并且可能在发病前 20 年就出现。情绪上的焦虑和悲观也可能是帕金森病的前兆。

帕金森病有三征兆：睡眠障碍、长期便秘、累得慌

/金森 中日友好医院神经内科副主任医师

很多人对身体常见信号不以为意，等到肢体出现震颤后才认识到可能是帕金森病。其实睡眠不好、经常便秘、时常累得慌，就可能是帕金森病的早期信号。

睡眠障碍，拳打脚踢

有些患者在睡觉时会梦到与人争吵、搏斗、被野兽追赶等不愉快的场景，有的还会出现拳打脚踢。帕金森病患者易出现睡眠障碍，一方面与患者中枢神经系统神经元的退行性病变有关，另一方面与患者的运动障碍所致的翻身困难或痛性抽搐有关。但与常人不同，帕金森病患者会对梦境有很深刻的印象，久久不能忘怀。

为了保护患者和家人，最好在床中间放个被子，同时不要在手臂所能触及的范围内放置台灯等易碎品，在床下摆放一条毯子，以防患者摔伤。

长期便秘，及早排查

由于帕金森病患者全身活动缓慢和僵硬，肠道蠕动受到影响，因此出现便秘，所以便秘也可能是帕金森病的早期症状，要及早去医院做核磁共振等检查。平时在生活中应适当增加饮水量，但对老人来说，晚上6点后就尽量不要过多饮水，以免夜尿增多。

半数帕金森病患者累得慌

研究显示，37% ~ 56%的患者存在疲劳，而在帕金森病早期，疲劳患病率就高达30%，严重影响患者的生活质量。

帕金森病的早期信号捕捉与康复

/周立春、刘明勇 首都医科大学附属北京朝阳医院西区神经内科主任医师

提到帕金森病，人们往往闻“帕”而惊，内心深处有一种“恐帕”情结。其实，提早预防和科学康复是对付帕金森病的关键，只要做好这两点，帕金森病患者同样可以健康快乐地生活。

小信号有大预警

古人云：凡事预则立，不预则废。对待疾病也是这个道理。及早发现并准确捕捉到帕金森病的早期信号，并及时进行早期干预治疗，做到早发现、早治疗，可有效延缓发病时间。

嗅觉钝

许多人以为年纪大了，嗅觉不灵敏是正常现象，但越来越多的证据表明嗅觉迟钝是帕金森病早期阶段的信号，如果老年人没有原因地出现嗅觉减退，就应该到正规医院神经内科就诊。

肢体抖

不少老人都有手抖的毛病，尽管手抖不见得都是帕金森病，但大部分帕金森病患者最初的表现就是手抖，其特点是肢体静止时抖动明显，运动时减轻或停止。因此如果家中老人出现手抖的表现，建议到神经内科就诊，以便及时准确地诊断。

帕金森病的主要症状有静止性震颤、运动缓慢、肌肉僵硬等。但是肢体出现震颤时并不都是帕金森病。

比如特发性震颤表现为头、下颌、肢体不自主震颤，震颤频率不定，无运动迟缓、肢体僵硬等症状，并不是帕金森病。此外，甲状腺功能亢进时亦会出现震颤，其特点是肢体的细震颤，频率较快，且伴有多食易饿、消瘦以及多汗怕热等症状。

肌肉僵

部分帕金森病患者以肌肉僵硬、发紧感为早期表现，有时患者往往自己描述为“抽筋”或“痉挛”，此时患者本人及家属往往不重视，误以为是颈椎病或骨质疏松而延误了治疗时机。

动作慢

在日常生活中，部分老人系鞋带、用筷子、扣纽扣等动作比以前缓慢许多，甚至无法顺利完成；部分老人起步困难、小碎步、不容易停下来。家人认为人老了动作迟缓是不可避免的，其实帕金森病患者往往也会出现上述症状，一定要及时就诊。

微运动有大效果

帕金森病患者的康复是一个漫长的过程，其间充满了各种艰辛，因此是场攻坚战。但这不意味着不可战胜，只要掌握科学的康复方法，通过一些“微运动”，可以达到很好的效果，终将打赢这场攻坚战。

放松锻炼

找一个安静的地方，放暗灯光，使身体尽可能舒服地仰卧。闭上眼睛，开始深而缓慢地呼吸。腹部在吸气时鼓起，并想象气向上到达头顶，在呼气时腹部放松，想象气从头顶顺流而下，经过背部到达脚底，并想象放松全身肌肉。如此反复练习 10 分钟，每天可锻炼多次。

面部锻炼：“面具脸”的克星。

皱眉：尽量皱眉，然后用力展眉，反复数次。用力睁闭眼。

鼓腮：首先用力将腮鼓起，随之尽量将两腮吸入。

吹口哨：尽量将牙齿露出，继之做吹口哨的动作。对着镜子让面部表现出微笑、大笑、噘嘴、吹口哨、鼓腮等动作。

减缓颈部僵硬

帕金森病患者的颈部往往非常僵硬，主要表现为驼背日益严重。锻炼方法是：头向后仰，双眼注视天花板约5秒钟，然后上下运动；头向下，下颌尽量触及胸部。在锻炼时需家人在旁边保护，防止患者在锻炼过程中出现跌倒受伤。

康复护理三要点

(1) 由于该病的病理基础为脑组织氧化毒性损伤，而苦瓜、黄瓜的抗氧化作用较强，因此可多吃一些。

(2) 晚期症状严重的帕金森病患者，可能出现运动障碍，丧失生活自理能力。这时对帕金森病患者的护理主要是帮助其活动，如按摩等，但按摩时力度要轻柔和缓。

(3) 帕金森病患者行动迟缓、生活不便，易出现碰伤、摔伤。因此护理中应降低床的高度，配备手杖。

帕金森病的治疗：安装脑起搏器及生活调理

/ 李勇杰 北京功能神经外科研究所所长
/ 刘军 上海瑞金医院神经内科副主任医师，副教授，硕士生导师

帕金森病的治疗需要多学科联合，药物、康复都很重要，但在现阶段，脑起搏器可以说是最好的治疗方式。

脑起搏器实际是一种脑深部电刺激疗法，可有效控制患者的震颤、僵直和动作迟缓等症状，还能消除药物治疗引起的副作用。

安装脑起搏器有三条适应证：符合帕金森病典型症状（即震颤、僵直等）；药物治疗初期反应较好；不合并其他神经系统疾病。依此标准，将近 100 万帕金森病患者需要脑起搏器治疗。

从衣食住行的生活细节改善入手，帕金森病患者的生活质量将大大提高。

衣 —— 选择棉质、宽大，拉链、按扣或自粘胶的衣服，少穿尼龙、紧身的衣服。

食 —— 一饭一粥一茶一汤：

一饭：黄豆 1/5，糙米加珍珠米 4/5，与红薯一块放入电饭煲中，煮成米饭。

一粥：山药、薏米煲粥。

一茶：金银花、白菊花加入到铁观音或普洱中同泡。

一汤：胡萝卜、佛手瓜、玉米、板栗一起炖 1.5 小时。

住 —— 以“明亮、安全、方便”为准；患者肢体震颤，日常生活中行动比较迟缓，应尽可能提供一个明亮、方便、安全的居住环境。

行 —— 以平底皮鞋或布鞋为主；如果独立行走困难，可用四脚助行器辅助，一般单根的拐棍不适合帕金森病患者。

帕金森病患者的治疗与护理

/刘芳 清华大学第一附属医院神经内科副主任医师

帕金森病是老人常得的一种疾病，此病该如何治疗，如何护理呢？

药：吃一辈子

帕金森病治疗简单说就是控制症状，不能动的要动起来，失眠的能睡好，血压低的把血压升起来，因此患者需长期用药，甚至要一辈子用药，才能控制病情的发展，保证患者的生活质量。

然而，吃药时间长正是患者最忧虑的。目前治疗帕金森病的常用药物是左旋多巴类制剂，但使用时间长，药效可能不明显，甚至出现一些副作用，导致患者自行停药。目前，在临床上，对于新诊断的年轻患者，建议起始多巴胺受体激动剂治疗，以延缓和降低运动并发症的风险；对于已使用左旋多巴治疗效果不好的患者，应尽早添加森福罗联合治疗，可减少左旋多巴用药剂量，改善震颤及异动症的发生。

动：自己训练

帕金森病不是肌肉出了问题，而是协调性控制不好。通过锻炼、运动可自行训练协调性。

推荐患者经常打太极，因为打太极时，所做的动作具有连续性，长期有规律地进行练习，具有稳定协调的功能。

还有一个有效练习就是训练节奏感，比如走路，每天都练一练走正步，尽量把脚抬得高高的，尽量每一步的快慢都一致。

这两个训练都能够有效帮助患者改善行动困难。

细：家人照顾

家属对帕金森病患者的护理，衣食住行样样都有需要注意的地方。帕金森病患者，就需要一个细心人的照顾。

穿上宽松衣。帕金森病患者的抖、慢让穿衣服也成了难题。家属应尽量给患者买一些易穿、易脱及前开襟的衣、裤。不要选用带纽扣的衣服，自粘胶带的衣服更方便；给患者穿无需鞋带的鞋子，带鞋带的鞋会增加摔倒的机会。

吃上舒心饭。可以给患者多吃些谷类、蔬菜、肉类及奶类食物，每天喝够8杯水，吃2～3个水果。多吃些瘦肉，鸡鸭肉最好去皮以后再进行烹制。

如果患者拿不稳杯子，可使用吸管；吃饭时，可用防滑垫来固定碗碟，避免打翻；如果进食速度慢的话，可选用保温餐具，避免食物变凉。若患者不能自己进食，应在药物发挥药效时喂食，让患者保持60°～90°的坐立姿势。

住上安全屋。如果屋里太杂乱，帕金森病患者很容易摔倒。要减少屋内家具的摆放，在容易磕碰的地方，如桌角等地方加上护垫。在浴室、卫生间里，防滑垫、安全扶手可少不了。卧室里，睡床不宜过高，双脚可以着地的高度最合适；为了方便患者起床，可在床两边安装扶手，或安装起床辅助器来方便患者行动。

走上健康路。家属要鼓励帕金森病患者完成适当的运动，以不感到疲劳为宜。但千万注意，如果患者不愿走动，不要强行拉患者走动，以免增加患者双脚僵硬的时间；起步的时候，不要拖着脚走路，所以即便是在家里，也最好不要让患者穿着拖鞋行走。

帕金森病患者的饮食有讲究

/胡小吾 上海长海医院神经外科主任医师

吞咽困难要吃流食

给予帕金森病老人流质或半流质饮食，如粥和汤等。服药时将药片先溶解于水中，再用小勺把流质或药片送到舌根处，让患者自己吞咽。也可给患者一根吸管，让其伸入口中，自己做吸吮动作。进半流质时，须少量，反复咀嚼，完全吞下一口再吃下一口。

食宜清淡

少用荤油，用豆油、菜油、芝麻油等。每天喝一杯牛奶或豆奶，适当吃鱼、瘦肉、蛋清及豆制品。还要多吃新鲜蔬菜和水果，海带、紫菜、虾米、海鱼、菇类、洋葱、大蒜、姜、荞麦、燕麦、花粉、木耳等。食盐每天控制在3～5克（低血压者可适当加量）。避免酒、浓茶、咖啡以及刺激性调味品的摄入。

多摄入纤维素防便秘

每天要吃足够的含纤维素的食物，并喝足够的水。含纤维素多的蔬菜有白菜、菠菜、芹菜等。芝麻、核桃肉、松子仁用粉碎机打碎后，用蜂蜜冲服。有严重便秘者若上述方法无效，就应该在医生的指导下用一些药物。

面对帕金森病要有好心态

/黄金钟 北京名仕医院神经内科主任

许多患者知道自己患了帕金森病后，心灰意冷，感叹命运对自己不公，上辈子究竟造了什么孽，居然得这种病？加上处处需要家人、朋友的帮助，感觉自己完全是个废人。

帕金森病患者有这种不良的心态对病情非常不利。保持良好的心态对帕金森病的恢复会起到促进作用。专家建议：可按照以下方式正确对待自己的病情。

有病治病，不怨天尤人

患者首先需要承认自己确实患有帕金森病，不能把患病当成和别人生气的理由，有病就好好寻找应对方法，调整自我情绪，这是控制帕金森病的第一步。

相信家人，坦诚沟通

其实，当家人及所有您所爱的人知道您患了帕金森病，都会有些不安，有些担忧，尽管他们不知道如何帮助您，但他们都在试图努力支持您。因此，要信任他们，不要害怕告诉他们您需要什么，坦诚沟通，跟他们平和交谈，相信每个人都会帮助自己。

学会科学控制情绪

了解控制情绪的健康方式，真诚而坦率地与您的爱人和朋友交谈，以及与您周围的人接触。譬如，当您走路时，行动缓慢甚至停住时，陌生人可能会困惑地盯着您看，他们并非不怀好意，只是好奇。因此，您不要生气，不必愤恨，更不能因此而封闭自己，不愿意出门。可以坦诚地跟他们说："我有帕金森病，有时候我只能原地站立，不过等几分钟就会好了，谢谢您的关注。"

不少帕金森病患者的症状表现是抑郁。据各国医生的调查发现，帕金森病患者伴发抑郁的超过 50%。悲伤、绝望、无助，并常伴随着生气和憎恨，这些都是抑郁的症状，在帕金森病患者中极为常见。倘若发现自己经常不自觉地哭泣，活动一天比一天少，睡眠时好时坏，有可能是患了抑郁症。此时，应积极治疗抑郁症。有些药物既能改善帕金森病症状，且对抑郁有不错的治疗作用。

帕金森病患者因为患病而身体行动受影响，在这种情况下，时常接受他人帮助，容易造成对别人的依赖，会产生一些麻烦。因此，如果做得到，应尽可能多地承担自己的责任，独立做自己力所能及的事情。如此，您将会感觉到自己还行，产生一种成就感，使心情愉悦一些。

第十三章 癌症：别被体内坏细胞吓破了胆

癌症，亦称恶性肿瘤，是控制细胞生长增殖的机制失常而引起的疾病。癌细胞除了生长失控外，还会局部侵入周遭正常组织，甚至经由体内循环系统或淋巴系统转移到身体其他组织器官。世界卫生组织相关专业机构曾发布数据，2012 年全球新增癌症患者 1410 万人，癌症相关死亡达 820 万人。中国每年新发癌症患者 312 万人，因癌症死亡 270 万人，并呈增长趋势。

癌症认知的四大误区

/郝希山 中国抗癌协会理事长、中国工程院院士

我国是全球癌症高发区域之一。我们对癌症的认知有四大误区，影响癌症的早发现、早诊断、早治疗。

国际抗癌联盟曾在42个国家针对“得了癌症等于死亡”的观点进行调查，结果显示，我国43%的人认为该观点正确，而在西方国家这个数字仅为13%。

误区一：避免谈论癌症

事实上，了解有关癌症的正确知识，无论对于癌症患者及其家庭还是社会，都十分有益。

误区二：癌症没有明显的症状，难以早期发现

其实，许多癌症都有独特的“信号”，了解这些预警症状，对于早期发现、早期诊断、早期治疗癌症有明显的益处。

误区三：面对癌症束手无策

通过主动积极的预防和干预，保持科学健康的生活方式，至少40%的癌症可以预防。

误区四：不可能得到有效治疗

当前肿瘤学研究日新月异，通过合理有效的规范诊治，有些癌症患者可以治愈，有些患者的生存质量也可获得不同程度的提高和改善。

听听专家的防癌建议

/游伟程　北京肿瘤医院院长，流行病学研究室主任，主任医师，教授
/赵平　中国医学科学院肿瘤医院院长，腹外科主任，主任医师，教授
/郭小毛　复旦大学附属肿瘤医院副院长，中国抗癌协会上海分会秘书长
/庞达　哈尔滨医科大学附属肿瘤医院副院长，乳腺外科主任，主任医师

在不少人的理解中，得了癌症就等于被宣判了死刑，但在每天都要面对癌症患者的肿瘤医院里，专家们却并不这样认为。四位肿瘤专科医院的院长给出了几乎相同的答案：肿瘤可防可治，只要早期发现、规范治疗，患者的生存期能延长，即便是有着“癌王”之称的胰腺癌，早期切除 5 年生存率也在 90%。因此在癌症防治中，最不能放弃的就是患者自己。

防癌，要养成好习惯

建议大家做好“3 个 1”：给自己定 1 份健康计划、做 1 次健康体检、来 1 次定期休假，只要早准备、早预防，就可减少疾病的发生。

健康计划：在这份计划中应包括不同季节所从事的运动项目、身体各项指标预期达到的水平、日常生活中的注意事项等。

健康体检：35 岁以上的人应每年做 1 次体检，以便及时掌握自己的身体状况，尽早发现一些不易察觉的早期疾病，比如早期肿瘤等。

定期休假：年轻时用健康赚钱，年老时拿钱换健康，要避免以上情况的发生就要懂得养生，也就是调整自我，养成良好的生活习惯。建议大家每年定期休假，让工作和生活有张有弛，有效缓解压力。

康复期的肿瘤患者要避免劳累、情绪激动等，以免肿瘤复发。同时注意饮食规律，暴饮暴食会引起急性胃肠炎、急性胰腺炎，更容易引起急性胃扩张，引发消化道疾病乃至肿瘤。

防治乳腺癌赶“三早”

早发现、早诊断、早治疗是降低乳腺癌死亡率最重要的措施。I 期乳腺癌经过正确治疗，5 年治愈率可达 95%；II 期乳腺癌可达 80%；可晚期乳腺癌的 5 年生存率不足 15%。

建议 35 岁以上女性，每年到医院进行 1 次专业的乳腺检查，比如 B 超或钼钯等，平时可进行乳腺自查，检查时间是月经结束后 7 ~ 11 天。目前，没有证据能够证明乳房疼痛和乳腺癌有关系，出现乳房疼痛者不要过度紧张。

对于不得不进行乳腺切除的女性来说，建议尽可能选择保乳手术，也就是把手术切除范围缩小，尽量维护患者乳房的美观。

目前，保乳手术及术后放化疗的综合治疗方法已成为治疗早期乳腺癌的主要方法之一。

防胃癌需除幽门螺杆菌

通过对胃癌高发区开展的一系列胃癌流行病学研究证实，感染幽门螺杆菌、高盐饮食、吸烟饮酒、新鲜蔬菜和水果摄入量少等，是胃癌发病的主要危险因素。如果能根除幽门螺杆菌感染，可有效降低重度癌前病变或胃癌的发病风险。

有的患者误以为幽门螺杆菌感染只会引起胃炎等不适，对该项检测不太重视，其实幽门螺杆菌感染会促发胃癌发生。从对胃癌高危人群开展的阻断胃癌癌前病变进展，根除幽门螺杆菌感染、服用维生素及大蒜素制剂的干预研究结果来看，根除幽门螺杆菌感染能有效阻断癌前病变进展，是预防胃癌的最佳手段。

三问防癌体检

/ 孙晓明 第四军医大学西京医院肿瘤科副教授
/ 魏光全 第四军医大学西京医院放射科副教授
/ 赵景明 北京积水潭医院普外科主任，主任医师
/ 刘俊田 天津肿瘤医院肿瘤预防医学中心主任医师

一问：什么时候开始查？

建议：35 岁后年年查，60 岁后半年查

防癌体检并非只针对中老年人，凡是出现症状才来就诊的癌症患者，多数病情已进展到中晚期，而从早期到晚期大约需要几年或是十几年不等。

因此，有针对性地进行规范防癌检查非常有必要。建议 35 岁以上，尤其是有家族史等癌症高危人群，最好每年能在常规体检基础上再做 1 次防癌体检；60 岁以上则应每半年做 1 次。

出现以下症状尽早查

自发性溃疡持续 1 个月以上不愈合。

肿物逐渐增大。

不规则阴道出血。

乳房能摸到肿块或乳头排出血性液体。

有吞咽梗阻感或胸骨后有烧灼感。

进行性食欲减退，上腹部出现不适。

干咳或痰中带血。

有鼻血，尤其是单侧鼻血。

便血或排便异常，以及无痛性血尿。

头痛进行性加重，尤其伴有呕吐及视觉障碍。

黑痣迅速增大或破溃出血。

二问：到什么医院去查？

建议：选择肿瘤专科医生检查

不仅各医院体检中心推出了防癌体检项目，不少健康体检中心也有防癌体检，价格从几百元到上千元，到底哪个更专业？建议大家进行防癌体检时，最好是选择经验丰富的专科医院。

原因是如果不是肿瘤专科医生，很可能对癌症的症状、体征、影像表现认识不足，很容易造成误诊。在防癌体检中，专业医生会仔细询问被检查者的身体状况、既往病史和家族遗传史等，并针对具体情况给出检查建议。

比如肛门指诊，很多体检项目都有。实际上一半以上的结直肠癌和前列腺异常都能通过手指摸出来。可惜的是在防癌体检中不是所有医生都有“摸出癌”的丰富经验。所以，有家族肿瘤史等癌症高危人群，应到临床经验丰富的肿瘤专科医院检查。

三问：需要做什么检查？

建议：检查要有针对性

想提高癌症早期检出率，检查项目并非越多或是越贵越好，关键要有针对性。比如，男性要特别注意肺癌、胃癌、食管癌、肝癌、大肠癌和胰腺癌的筛查；女性则要注意检查乳腺癌、宫颈癌和卵巢癌。

一般女性在第 1 次性生活 2 年后，最好每年做 1 次宫颈癌筛查；月经异常、过晚婚育、有家族史、滥用雌激素的女性，应重点进行乳腺癌检查。

中老年人尤其是嗜烟者是肺癌筛查的重点人群，应每半年做 1 次胸部 X 线或 CT；乙型肝炎以及肝硬化患者，检查中要重视血清甲胎蛋白水平、肝脏超声波等与肝癌诊断相关的检查结果。

防癌：体检 + 饮食 + 运动

即便是进行定期体检，良好的生活习惯也很重要。在饮食上一直倡导以清淡为主，原因是过咸的食物容易破坏胃黏膜表面的黏液层，使胃黏膜屏障保护作用丧失，易使致癌物入侵。多吃蔬菜和水果，则是因为丰富的维生素 C 可抑制致癌物在体内合成，有防癌作用。同时，每周应至少锻炼 3 次，并以有氧运动为宜。

建议一：体检要主动查肿瘤标志物

常规的体检项目包括肝肾功能、心电图、B 超等，一般很少检查与肿瘤相关的项目。为尽早发现癌症，体检时不妨主动要求检查肿瘤标志物，特别是 40 岁以上的人群应重点检查。

肿瘤标志物是对人体各部位肿瘤病灶有针对性的检查，基本能查出肝癌、胃癌、肺癌、肠癌、乳腺癌、卵巢癌、胰腺癌、前列腺癌等各种常见肿瘤。肿瘤标志物检查十分简单，只需抽取空腹静脉血 1 ~ 2 毫升，与查血常规、乙肝等项目一样，没有太多禁忌，一般体检中心和医院都能检查。

如果检查结果为阴性，表明身体没有肿瘤；如果为阳性，需要做更深入的专科检查，因为肿瘤标志物的特异性不是太强，检查结果为阳性并不能最后确诊，只是警告患者注意。以肺癌为例，如果想进一步明确诊断，还需配合纤支镜、痰脱落细胞学检查、CT 等。

很多人受经济条件制约，或不懂相关知识，体检时往往较被动，医生安排什么项目就查什么项目，除非是自己感觉不适，很少有人主动提出要求检查具体项目，甚至觉得进行 X 线、CT 等影像学检查就可排查一切病症。事实上，40 岁以上的人如果想排查肿瘤，最好尽早进行肿瘤标志物检查。

建议二：复查别忘骨转移

50% 的肿瘤患者会发生骨转移，对于原发病灶，选择骨扫描和 PET/CT 是最理想的检查方法。

骨扫描（ECT）：早发现晚期骨转移的最好检查方法之一，它发现骨转移病灶较常规平片早 2 ~ 18 个月。但是它对多数肿瘤的良、恶性识别不是最佳，容易漏诊。

PET/CT：可在更早期发现骨转移破坏灶，并能检测判断原发性。易发生骨转移的肿瘤依次为乳腺癌、肺癌、肾癌、直肠癌、胃癌及卵巢癌等，只是检查的费用较高。

X线：可针对椎体、髋关节区、股骨干等骨转移最常见部位的肿块进行鉴别，对骨转移癌原发灶判断，其敏感度不如CT。

MRI（磁共振成像）：能提供病灶周围软组织情况和三维解剖情况，可对骨内髓腔病灶浸润范围认定提供帮助，但易出现假阳性，在发现病灶时应结合增强CT加以确认。

肿瘤骨转移路线：肿瘤细胞→进入血液循环→在骨髓内毛细胞血管床停留→进入内皮细胞→透过内皮细胞到血管→使微环境改变→细胞增殖→形成骨转移灶。

肿瘤的五宗“最”

/王长利 天津肿瘤医院肺部肿瘤科主任
/虞先濬 复旦大学附属肿瘤医院胰腺肝胆外科主任

最易发现的——宫颈癌

相对其他肿瘤，宫颈癌更容易在早期发现，一方面它的筛查方法简便易行，另一方面宫颈癌变要经历 8 ~ 10 年，期间会有不同症状出现。

宫颈癌诊断并非难事，只要在妇科检查中增加宫颈涂片检查，即从宫颈口取少量细胞进行检测，就可知道是否存在早期微小癌变。在癌变期间还会有阴道出血，比如性生活后出血，以及白带异常伴有腥臭味等，这些症状都提示宫颈可能存在病变，应早进行检测。

最易坐出来的——大肠癌

大肠癌除与不良饮食习惯有关外，还与运动有一定关系，尤其是长期坐着不动的人属于高危人群。

久坐不动会使腰腹部赘肉增加，肠胃蠕动减慢，消化系统功能下降而导致便秘，毒素长时间停留在肠道内会增加患癌风险。有大肠癌家族史的人应多运动、多走动，减少便秘发生，从而降低患癌风险。如果出现无痛便血、大便习惯改变应早到医院进行肠镜检查、直肠指诊等，以便早诊断、早治疗。

最多人易得的——肺癌

肺癌是我国患病人数最多的，每年大约有 60 万人死于肺癌，仅 2000 ~ 2005 年肺癌发病人数就增加了 12 万。如不及时采取控制措施，预计到 2025 年我国肺癌患者将达 100 万，成为世界第一肺癌大国。

肺癌患病人数众多，与庞大的烟民队伍有关。目前，我国 3 亿多人有吸烟习惯，北京、天津、上海等大城市的男性成年人吸烟率约 60%，而吸烟者患肺癌概率比不吸烟者高出 10 倍以上。空气污染、汽车尾气等致癌因素也会进一步促使肺癌患病人数增多。烟民应每年进行 1 次胸部 CT 或是胸片检查，出现刺激性干咳、痰中带血或是血痰要及时就医。

最难诊断的——胰腺癌

早期胰腺癌难以发现和诊断，主要是由胰腺所在位置决定的。胰腺是人体腹膜后位器官，被胃部遮盖，一般 B 超很难探查到小的肿瘤，即便肿瘤较大，要想及时发现也并非易事。

PET-CT 虽是发现早期胰腺癌有效的诊断设备，但由于费用高，很难成为普通市民的体检项目。B 超检查的准确性则很大程度取决于 B 超医生的临床经验。

另外，早期胰腺癌会出现腹部疼痛、消化不良、腰背酸痛等症状。不少患者出现不适后第一时间去医院内科、消化科、骨科等进行诊疗，等治疗效果不明显后才转到肿瘤科，因其不易诊断延误了治疗。尤其是中年突发糖尿病的患者，或有多年吸烟习惯的老烟民，以及患有胰腺炎病史者，如出现不适应先去胰腺肝胆外科或普外科就诊，排除胰腺癌后再进行其他治疗。

最易误解的——甲状腺肿瘤

有的人摸到头颈部有淋巴结肿大或结节后很担心是肿瘤，并极力要求医生手术切除。其实，对于 B 超诊断直径仅有几毫米的结节，不需要过度恐慌，更不要盲目手术，只要经常随访就可以了。

另外，不少人错误地认为碘盐吃多了会得癌。事实上，碘对甲状腺肿瘤可能有影响，但并不是直接因素，不能因为怕得甲状腺肿瘤而不吃碘盐，尤其是我国碘缺乏地区应注意正确食用碘盐。

目前，筛查甲状腺肿瘤只需每人每年花 20 多元，就能经超声波甲状腺检查发现 2 毫米的结节，之后医生可根据结节影像学形态、包膜、血流状态、有无钙化、周围淋巴结情况，综合判断出结节是良性还是恶性。

常饮烈酒癌细胞长得快

/赵成会 秦皇岛市肿瘤医院放疗科主任医师

饮酒虽不能直接导致癌症，但它却是致癌物的“帮凶”，不仅会使病情恶化，还能抑制免疫系统，使人失去抵抗能力。特别是长期饮用烈酒，很可能促发癌细胞生长，诱发食管癌、肝癌、胰腺癌、胃癌等。

长期饮酒者易得癌症，先要从酿酒的原料上找原因。大米、高粱、玉米等粮食是酿酒的主要原料，如果保存不当，发霉变质的粮食含有大量黄曲霉毒素，而酿酒时的温度无法将这些毒素杀死。黄曲霉毒素属强致癌物，加上酒中醇类和醛类的刺激，极易诱发癌细胞。

其次，长期饮酒会造成营养不良性肝硬化，而肝硬化是肝癌的发病基础。肝炎、肝硬化的人最好戒酒。常饮酒的人缺乏维生素 B_1、维生素 B_6 和叶酸，其中维生素 B_6 和叶酸对人体的健康至关重要。饮酒前后最好适当地补充 B 族维生素、维生素 A、维生素 C 等。

初春：肿瘤患者防感冒

/欧阳学农 南京军区福州总医院肿瘤科主任医师

肿瘤患者的免疫力较差，很容易得感冒、肺炎等疾病，而在反复治疗中又可能使原有病情加重。因此，肿瘤患者在气候温差大且较为干燥的初春主要提防的是感冒，一旦出现不适要及早治疗。

放疗后及时穿上衣服

肿瘤患者特别要注意保暖，尤其是在初春气温刚刚转暖时不要着急脱掉厚厚的冬衣，以免抵抗力下降患上流感。尤其是检查或放疗过程中需要脱掉部分衣物，此时患者要特别注意及时穿上衣服，避免身体长时间受冷、着凉。

太阳出来后运动1小时

初春气候较寒冷且干燥，肿瘤患者的锻炼时间以1小时左右为宜，并且避开一早一晚，可选择太阳出来后再运动，同时锻炼强度适当，汗湿的衣服要及时更换，以防感冒。

锻炼时宜选择动作缓慢，全身能得到活动的运动，如步行、太极拳、慢跑等，也可选择扩胸、伸腰、仰头的运动项目。若因健康原因不能到体育场所进行锻炼，可在室内或楼道内进行原地跑、原地跳、广播操等运动，每次运动量以感觉不疲劳为宜。

大肠癌的防与治

/于宗河 北京协和医院内分泌科主治医师
/方勇 解放军305医院主任医师，普外科主任
/陈洪 东南大学附属中大医院消化科副主任医师
/褚忠华 中山大学附属第二医院南院胃肠外科副教授
/金伟森 武警总医院肛肠科副主任医师，肛肠研究所副所长

便血患者应先想到大肠癌

生活中不少人忽视便血症状，错误地认为便血就是痔疮而不及时去医院治疗，这样很容易造成大肠癌的误诊、误治，延误病情。

一位56岁的女性患者，有痔疮病史10余年，经常间歇性便血，近1个月来便血量增多，便后有便不尽感，同时伴有脓血便。经肛门指诊及直肠镜检查发现，距肛门口8厘米的直肠前壁有质地坚硬、表面高低不平的肿块，直肠镜取活组织检查，病理结果是肠癌。

大肠癌早期症状并不明显，最初为无痛性便血或黏液血便，尤其是有痔疮病史的患者很容易忽略该病症，因此将直肠癌误诊为痔疮、息肉、肠炎等。

不明原因的便血者，应及时做以下检查：

(1) 直肠指诊，约80%的大肠癌经直肠指诊被发现。

(2) 直肠镜或乙状结肠镜检查。

(3) 钡剂灌肠检查。

手术根治切除是大肠癌的主要治疗方法，所以警惕便血，早检查、早发现、早手术，可大大提高疗效，增加治愈机会。

大肠癌确诊为何多是晚期？

近年来，大肠癌患者的就诊率越来越低，大约只有5%，而来就诊的患者病

情多已发展到中晚期，并且伴有肝、肺等多个器官转移。特别提醒，腹部如感觉隐隐作痛，不要当成胃肠病乱用药，应尽早到医院进行肠镜检查。

大肠癌男性发病多于女性，40 岁以上的男性患病比例最高，多以腹泻、便秘、腹痛、腹胀、脓血便等为首发症状。造成大肠癌患者就诊率只有 5% 的原因主要有两点：一是患者认识程度低，出现腹痛以为是胃痛，常常自行服用胃药而不及时就诊；二是到医院例行做胃镜或 B 超后，查出的也只是普通胃炎，如果在小医院就诊，有些医生可能不会建议患者做肠镜检查，很容易误诊。

因此，40 岁以上的男性如出现腹泻、便秘、腹痛、腹胀等症状时，应想到大肠癌的可能。曾做过阑尾炎手术的患者，应定期进行健康检查，防患于未然。此外，适当多吃些粗纤维蔬菜和新鲜水果，或是适量服用维生素 D 和钙类药物，对结肠癌防治都有积极的作用。

防大肠癌，从管住嘴开始

大肠癌为何高发？高脂肪、低膳食纤维饮食是大肠癌高发的重要危险因素。吃得越好越易得肠癌。

以高脂肪饮食为例，它的另一个称号是大肠癌的“催化剂”。美国人喜食油炸类食品、暗红色肉类（牛、羊肉）以及熏烤食品。这些高脂肪食物含大量饱和脂肪酸，易导致大肠菌群组成紊乱，促使致癌物生成和发展。与之相反，中国、日本等亚洲国家的大肠癌发病率却明显低于美国，主要也是高脂肪摄入量较少。因此，将脂肪摄入限制在总热量 30% 以下是预防大肠癌的主要手段。

此外，预防大肠癌应重视其他危险因素。如曾进行阑尾炎手术、结肠腺瘤病史、家族肠癌史的高危人群，应注意大便状况，每年要进行 1 次结肠镜检查。

大便习惯改变，如便次增多、便秘等是大肠癌的早期症状，若已出现大便带血、贫血、消瘦、乏力、低热等症状时，表示病情已发展到中晚期，应尽快进行结肠镜、X 线钡剂灌肠检查，以明确诊断。

让纤维素刷刷肠道

膳食纤维被营养学家称为“没有营养”的营养，因为它的作用是其他营养素所无法替代的。缺乏膳食纤维，粪便在肠道内停留时间会延长，造成肠道对废物再次吸收，导致粪便中的致癌物长时间刺激肠壁。因此，纤维素被称为肠道的清洁工，它就像一把小刷子一样，促进肠道蠕动，清洗肠道内的垃圾和废物，减少肠道致癌物的停留时间，从而降低大肠癌的发病危险。

美国防癌协会推荐每人每天摄食 30 ~ 40 克膳食纤维；日本 70 岁以下每天标准摄入量是 19 ~ 27 克；我国推荐的标准是每日膳食纤维 30 克。

那么，多少克新鲜水果、蔬菜才含有 30 克膳食纤维素呢？一般来说，大约等同于 10 个苹果、19 根香蕉、4 斤芹菜、6 个番茄等。显然，要想达到这样的摄入量，一般人很难做到。不过，多食富含纤维素的食物，即便达不到标准量，对大肠癌预防也会起到很重要的作用。另外，玉米、小米、大麦、小麦皮（米糠）和麦粉（黑面包的材料）等杂粮食物纤维含量较多；蔬菜中的胡萝卜、四季豆、豌豆、薯类等也是纤维素高的食物。红薯之所以被称为抗癌食品的冠军菜，也正是这个道理。因此，要多食用薯类、鱼类及豆制品，特别是五谷杂粮，如麦类和保麸面粉等纤维素高的食物，都有利于预防肠癌。

别盯着一种抗癌食品猛吃

木瓜可帮助消化难以吸收的食物，有助于预防大肠癌；番茄含有的番茄红素能清除自由基，有助于大肠癌防治；淀粉类食品可生成丁酸盐，能抑制癌细胞生长，同样有助于大肠癌防治……

临床常见有的大肠癌患者，得知某种食物有抗癌作用，就长期大量食用。事实上，有的食物中确实含有对胃肠道有益的成分，但并不等于食用这一种食品就可预防大肠癌。大肠癌患者的饮食，应注意搭配合理、营养均衡，不能偏重某一种食物。三餐中既要有淀粉类食物，又要有肉类食物、新鲜水果，尤其是长纤维食物，如菠菜、油菜、芹菜等都应均衡摄入。如果过多食用某一种食物，反而会造成肠道负担，破坏肠道的正常环境。

比如，经常食用淀粉类食物与食用肉类食物的人相比，患大肠癌的风险较低。这是因为淀粉类食物进入肠道后，有助于粪便增加，并促其排泄，加快致癌代谢物排出体外。但这并不代表防肠癌就要每天每顿都食用淀粉类食物，而忽略肉类、蔬菜、水果等食物。

另外，如近期持续出现腹部不适、隐痛、便血及大便习惯改变、原因不明的贫血或体重减轻时，需警惕大肠癌的可能。建议进行 X 线钡灌肠检查、大便潜血检查等，以尽早发现病变。

“将军肚”突然消退需要警惕大肠癌

“将军肚”不锻炼就消退？身体突然变苗条？排便次数增加且伴随无痛便血？出现这些现象，中老年人就得警惕大肠癌的发生。

专家指出，随着环境、生活习惯等因素影响，大肠癌不但多发，且发病趋年轻化。不同部位大肠癌表现不同：左半结肠癌多出现便血和肠梗阻；右半结肠癌多出现贫血和腹痛。

体重骤降警惕大肠癌

老冯退休一年身材突然“苗条”了很多，周围朋友煞是羡慕，纷纷要他介绍减肥心得。 老冯听到夸奖也十分受用，自我总结为退休后外出应酬少了，油腻食物吃得少了，所以变瘦是自然的事情。

奇怪的是，他虽然身体没有什么不舒服，但排便的次数越来越较以往增多，有时便中带点血，但他觉得可能是茶多喝了，水果多吃了，排便较以往顺畅、量多了也不奇怪。而且他有多年的痔疮史，这点无痛的便血也没有引起他的注意。怎料在最近的一次身体检查却被发现得了大肠癌。

胃肠专家提醒，身体突然消瘦并伴有无痛性的便血是身体发出的预警信号，50 岁以上的中老年人要提防大肠癌的悄然发生。

大肠癌是最常见的消化道恶性肿瘤之一，多发于 50 岁以上的中老年人，但近来也有年轻化的趋势。近几年来该病的发病人群有着上升的趋势，这可能与现在高脂肪、高蛋白饮食，运动减少，环境污染和不良嗜好等因素有关。大肠癌的早期治疗效果都不错，5年生存率达到60%～70%，而且其中部分患者在手术以后还能长期生存，正常工作。但若错过了早期治疗机会，就会出现向肝脏或其他器官转移的情况，则治疗效果不理想。

右半结肠癌信号：贫血和腹痛

不同部位的大肠癌表现症状不同，右半结肠癌患者的大便习惯不会有明显的改变，但很多时候会出现贫血和腹痛的症状，所以不少患者是在腹痛或贫血的时候才意外发现体内的癌症。这是因为粪便在右半结肠时仍呈现半流动的稀糊状，因此不易出现由粪便摩擦癌灶而引起的出血症状，然而癌灶坏死、脱落而引起的出血，由于盲肠和升结肠的细小蠕动，使血和稀糊状的粪便均匀混合，肉眼不易察觉粪便的异常。

由于长期的慢性失血，患者会出现乏力、头晕、脸色发白等贫血的症状。同时，肿瘤侵及肠壁可以引起隐痛，甚至引起肠周炎，疼痛逐渐加重，并伴有梗阻症状。随着癌肿的增大，右侧腹痛甚至还可以摸到腹部肿块。如出现以上感觉者，应立即就医。

左半结肠癌信号：便血和肠梗阻

左半结肠癌的患者都是较早自我发现病情的，这是因为，当粪便从右半结肠进入左半结肠时，由于水分的再吸收，大便由稀糊状逐渐成为固体，质较硬，容易和肿瘤摩擦引起出血。肉眼可见的便血症状便会引起患者的警惕，促使其及时就医。同时干结成形的粪便难以通过癌肿处，比较容易出现肠梗阻的情况，这就如水管内壁长了一层厚厚的青苔或绿色植物，堵住了水流。为此肠梗阻也可形象地理解为“管道堵塞”。

警惕排便习惯、大便形状改变

大便不通、大便变细变形，从原来圆柱形变成现在大便中间有一道沟的，便血与大便不混，排便习惯改变，从原来一天一次大便变成一天好几次大便或者好几天一次大便……这些都是直肠癌的典型症状。

90% 直肠癌患者都带便血；同时由于肿瘤刺激肠道而使大便次数增多，多者每日可达十数次或数十次。

总的来说，大肠癌都会出现便血的症状，只是个体素质不同导致出血量不同；出血部位不同导致有的出血能容易被肉眼判断，有的则不易被发现。同时由于肿瘤的生长和慢性出血，身体营养的大量消耗，患者多会伴有乏力、消瘦、贫血等症状。

七类人定期做肠镜

迄今为止，肠镜仍是唯一能够比较准确地检测出大肠癌的检查方法，所以无论如何，有适应证的患者还是要接受检查。

专家建议以下大肠癌的高危人群定期到医院进行无痛性肠镜检查：

第一类：有家族性息肉病的人群。

第二类：直系亲属中有大肠癌的患者。一个人的亲属中有大肠癌患者，则他(她)在一定条件下有更多的机会发生大肠癌。

第三类：有下腹部放射治疗历史的女性应提高警惕，一旦出现便血、下坠、排便习惯改变等直肠症状，就要及时进行肠镜检查。

第四类：长期粪便潜血阳性。

第五类：患结肠癌者，在手术后残存结肠上第二次患癌的危险性比正常人高 3 倍。

第六类：慢性溃疡性结肠炎与大肠癌关系密切，其发生大肠癌的机会比正常人高 6 ~ 7 倍，往往在发生慢性溃疡性结肠炎 10 年后开始癌变。

第七类：经常慢性腹泻，黏液性血便，或慢性便秘者。

乳腺癌的防与治

／张琼 解放军 305 医院外一科医生
／秦洪真 解放军 305 医院乳腺外科医生
／石远凯 中国医学科学院肿瘤医院副院长
／宋三泰 解放军 307 医院乳腺癌内科主任医师
／王丕林 北京天坛医院外科乳腺组负责人，主任医师，副教授
／庞达 哈尔滨医科大学附属肿瘤医院副院长，乳腺外科主任，主任医师

5 类人要防家族性乳腺癌

临床中常看到母女同患乳腺癌，或是一个家族中姐妹相继得癌，有医生曾接触过 1 个家族中 5 个姐妹和第二代的孩子共 6 人患乳腺癌的病例。

其实，25% ~ 30% 的乳腺癌与遗传因素有关，其中 BRCA1 基因胚系突变是最为明确的致病因素之一。

BRCA1 已被证实是乳腺癌遗传易感基因，与家族遗传性乳腺癌密切相关，而且基因突变还会传递给后代。携带该基因突变的人，不仅会患乳腺癌，还会增加患卵巢癌的危险性。

因此，符合家族遗传倾向条件的高危人群，应进行乳腺癌易感基因突变检测。尤其是以下 5 类人群要重点查：

(1) 发病年龄小于 35 岁；

(2) 除家族中最先发现患乳腺癌者外，至少存在 1 个或 1 个以上亲属患乳腺癌或卵巢癌；

(3) 家族中最先发现患乳腺癌者为双侧乳腺癌；

(4) 家族中最先发现患乳腺癌者同时患有或曾患有卵巢癌；

(5) 家族中最先发现患乳腺癌者为男性。

另外，早期检测乳腺癌的方法乳腺钼钯、核磁都有一定局限性，特别对于年

轻的患者早期检出率有所下降，因此要想预防家族乳腺癌，不能仅停留在影像学检查，还要早查基因，以便更早采取治疗措施。

乳腺癌有“中国特色”

我国城市女性乳腺癌的发病率较高，在沿海发达地区平均每 1000 名女性中就有 1 名乳腺癌患者。与此同时，我国乳腺癌患者还有两个特点：发病年龄提前、病情恶性程度高。

发病年龄提前 10 ~ 15 年

与欧美国家相比，我国乳腺癌发病年龄偏低，从 30 岁开始就有零星发病，高峰年龄集中在 45 ~ 55 岁，比西方女性早 10 ~ 15 年，而且诊断时大约 55% 患者处于绝经前或围绝经期，欧美国家 70% 患者都在绝经后发病，中老年女性占多数。

发病年龄偏低的原因还不是十分清楚，但与饮食日渐西化，以及晚婚、晚育、不育、不母乳喂养等有一定关系。

恶性程度高预后不好

乳腺癌的分型、分类有很多，比如免疫组化检查雌激素受体阳性、孕激素受体阳性、HER-2 阳性等，但有一种是上述三项指标都是阴性，即常说的三阴性乳腺癌，这类病患没有十分有效的针对性治疗方法，但在这类病患中东方人占 15% 左右。

此外，恶性程度高也与患者没有及时就诊、不正规治疗等有关。当不少患者意识到应到医院就诊时，病情已发展到了晚期，治疗难度增大，预后效果不好。

事实上，乳腺癌治疗提倡兼顾局部和全身的综合治疗，包括手术、化疗、放疗和内分泌治疗。尤其要强调的是把握术后 1 ~ 5 年的治疗关键期。

预防：接受 8 条建议

(1) 控制体重：尤其要避免腰部肥胖，绝经后肥胖会使乳腺癌风险增加 50%。

(2) 多吃豆制品：常吃黄豆及其制品会降低患乳腺癌风险。

(3) 果蔬不能少：蔬菜和水果中的类胡萝卜素能很好地预防癌症，多吃蔬菜和水果还会减少癌症复发的风险。

(4) 常饮绿茶：经常喝绿茶的女性，患乳腺癌概率降低 40%。

(5) 坚持每天运动 30 分钟：有运动习惯的女性比很少运动的女性患乳腺癌风险低 20%，但运动应保持一定强度，不必过于劳累。

(6) 尽量少喝酒：酒精能增加乳腺癌发病风险，随饮酒量增加或年龄增长，风险还会增加。

(7) 避免雌激素替代治疗：持续接受雌激素和黄体酮治疗的女性，患乳腺癌风险增加 28%。

(8) 远离烟草，特别是二手烟：如果长期生活在二手烟环境中，患乳腺癌的概率可能增加 70%。

防乳腺癌常吃这五样

乳腺癌是与饮食密切相关的恶性肿瘤之一，在其防治过程中除强调少吃肉，多吃蔬菜和水果外，在其他食物选择上也大有讲究，经常食用以下五类食物可降低患癌风险。

含植物激素食物：每天 1 ～ 2 杯豆浆

豆类食品含丰富的植物激素，每天喝豆浆可降低女性体内过高的雌激素和孕激素水平，一般建议中青年女性每天喝 1 ～ 2 杯豆浆，长期坚持不仅可防乳腺癌，还能延缓皮肤衰老。

含乳酸菌食物：每天 1 杯酸奶

经常喝酸奶同样可预防乳腺癌发生，因为酸奶含高活性的乳酸菌，它可干预人体内的肠肝循环，减少对脂肪吸收。因此为降低乳腺癌的发病率，最好能养成每天喝 1 杯酸奶的习惯。

含碘类食物：经常吃海藻

美国妇女乳腺癌发病率比日本要高，很可能与日本人喜欢食用海藻类食物有关。肿瘤患者的血液一般呈酸性，海藻则含碘、钙较高，可调节并平衡血液的酸碱度，起到防癌作用。

含维生素 A 食物：胡萝卜、土豆不能少

维生素 A 如果摄取不足，患乳腺癌的可能性将增加 20%；如果能够坚持每天摄入适量维生素 A，半年后乳腺癌发病率会降低 40%。含维生素 A 比较多的食物主要有胡萝卜、土豆、扁豆、南瓜、番茄、大蒜、芦笋、芹菜、菠菜、羊肝、柠檬等。

鱼类，每周至少吃两次

日本、韩国、冰岛女性的乳腺癌发生率较低，经研究发现，这与当地人喜欢吃深海鱼类有着很大的关系。鱼类中含有的必需氨基酸和 ω-3 脂肪酸可抑制癌细胞形成，阻止癌细胞繁殖。如果每周吃两次鱼，可降低乳腺癌的复发率。芬兰的研究人员曾发现，有些癌细胞的生长，可能会受到鱼油中 ω-3 脂肪酸的抑制，而深海鱼类往往富含这类脂肪酸。但并不是所有癌细胞都会受到鱼油的抑制，一般来说对乳腺癌和淋巴癌效果较好。沙丁鱼、青鱼、黄鱼、大马哈鱼等都含有较多鱼油，墨斗鱼的墨汁也含有独特的抗癌物质。

乳腺癌患者需防骨折

多位专家提示：接受内分泌治疗的乳腺癌患者一定要注意补钙，而且不能单纯通过食物补钙，应尽量选择服用钙片。

原因是部分乳腺癌属于雌激素依赖型肿瘤，而雌激素的一个重要任务就是阻止骨骼中钙质“逃脱”。内分泌治疗则会抑制年轻患者的卵巢功能以及雌激素水平，其中芳香化酶抑制剂会通过抑制绝经后妇女雌激素水平来控制癌细胞发展。

因此，抑制了雌激素生成，会使雌激素阻止钙质丢失的作用减弱，钙元素流失加快，也就出现了骨质疏松。

乳腺癌患者尤其要注意补充钙质，并定期监测骨密度状况，根据骨密度情况制订补钙方案。

建议保证每天摄入1000毫克钙元素及800国际单位维生素D。另外，服用钙片时应注意产品上标明的“钙元素”含量标准。在服用钙片的同时，还可多吃些富含钙质的食物，比如海带排骨汤、鳝鱼汤、猪皮汤、海参、黄豆等。

除钙质流失外，乳腺癌腋窝清扫术后上肢水肿也是很常见的症状。对此，专家建议术后尽量别让上肢长时间下垂，输液或者量血压时也不要在接受手术的患肢上进行。

为了避免术后上肢水肿，可在术后多做做“爬墙”运动，即站在墙边，用接受手术的一侧上肢向上进行攀爬墙壁的运动，并且腋窝尽量靠近墙壁，每天锻炼100次，有助于腋下淋巴及血液回流循环，减轻水肿症状。

宫颈癌的防与治

/吴小华 复旦大学附属肿瘤医院妇科主任
/周蓓 常州市妇幼保健院妇产科主任医师
/张瑾 天津肿瘤医院乳腺肿瘤三科主任医师
/李艳红 第四军医大学唐都医院妇产科副教授

宫颈癌可以避免

在妇科肿瘤中占据前两位的一个是乳腺癌、一个是宫颈癌，其共同点是：只要定期接受正规检查，可在早期阻止其癌变，甚至能治愈。

宫颈癌——发病年龄从40岁降到20岁

我国宫颈癌每年新发病例大约占全世界的1/3。一般来说，最容易患宫颈癌的年龄段是40岁，其次是50岁，但近几年发病年龄发生了明显变化。一方面是30岁年龄段的发病率增加，另一方面是20岁年龄段的发病率日渐增多，甚至在产前门诊中偶然也能发现孕妇患宫颈癌。

发病，有“路线图”

几乎所有的宫颈癌患者都伴有人乳头状瘤病毒（HPV）感染，但宫颈癌不像其他性传播疾病那样感染后会迅速发作，而是经过一个很长的过程，其发展有个“路线图”：正常宫颈上皮→不典型增生→原位癌→浸润癌，这个过程可达10年。

因此，只要在以上过程中早发现转化的宫颈上皮细胞，阻断其病变，就能有效预防宫颈癌。

诊断，看有无出血

除白带增多外，排查宫颈癌还要看有无出血，比如接触性出血，白带中有血丝，夫妻同房后阴道出血，尤其是老年人绝经后阴道有出血都要排除宫颈癌的可能。因此，建议有性生活的妇女每年做1次宫颈细胞学检查，必要时还需做阴道镜检查和宫颈活检。

预防，做到7项注意

(1) 注意不要过早结婚，应适龄结婚并接受婚前检查，男方包皮过长者应先进行包皮环切术。

(2) 婚后注意性器官和性生活卫生，避免人工流产，以防造成宫颈创伤而继发感染。

(3) 保持固定性伴侣，要注意洁身自好。

(4) 不要吸烟，更要注意避免被动吸烟。

(5) 积极参加妇科防癌普查，注意治疗宫颈炎。

(6) 有“高危丈夫”（患阴茎癌的男子或其前妻患宫颈癌）的女性，普查发现有异常应密切随访，一般3 ~ 6月检查1次。

(7) 注意饮食平衡。

三种状况不能查宫颈癌

早期筛查宫颈癌的方法LTS液基细胞学检查，只需将标本采集刷插入宫颈管约1厘米，顺时针旋转5 ~ 8圈即可得知是否患有宫颈癌以及癌前病变，但是要想获得准确的检查结果，在以下三种状况下，不推荐进行该项检测。

有炎症——治愈后5天查

患者宫颈如果有出血、炎症、糜烂等症状，进行宫颈癌筛查时有可能伤到其他组织，加重炎症，而且会影响检查结果。因此宫颈、阴道有炎症期间要加强药物治疗，等炎症消失5天后才能检查。

有例假——经期结束3天后查

例假期间，宫颈都处于分泌的状态，经血未干有可能与宫内的病变细胞和非诊断微生物黏一起，影响细胞阳性检出率和准确性，也就会干扰医生诊断，同时还有可能造成宫内感染。

有性生活——检查前夜不宜同房

LTS 液基细胞学检查的敏感性很高，如果检查前一夜夫妻同房，受检的组织部位因受到刺激会改变病变症状，影响标本采集质量，因此检查前要保持下身清洁卫生，检查前一夜不宜同房。

需要强调的是 30 ~ 39 岁和 60 ~ 69 岁的女性属于宫颈癌的高发年龄段，在此期间如果出现血样白带或性交后阴道少量流血，应到医院进行宫颈癌筛查，以便在早期发现病变。如果被确诊为宫颈癌患者，主要治疗方法是手术和放疗，早期患者推荐手术。

确诊宫颈癌需做哪些检查?

宫颈刮片细胞学检查

此方法可发现宫颈癌前期病变和早期宫颈癌，因存有 5% ~ 10% 的假阴性率，因此患者要定期检查。

碘试验

正常宫颈和阴道鳞状上皮含丰富糖原，可被碘液染为棕色，而宫颈糜烂、异常鳞状上皮区 (包括不典型增生、原位癌及浸润癌) 均无糖原存在，不会被染色。

宫颈和宫颈管活体组织检查

宫颈刮片细胞学检查为Ⅲ ~ Ⅳ级，但宫颈活检为阴性者，应取多处组织进行切片病理检查。

阴道镜检查

阴道镜不能直接确诊是否患有癌症，但可协助活检进行宫颈检查。据统计，在阴道镜协助下取活检，早期宫颈癌诊断率高达 98% 左右。

宫颈锥形切除术

活体组织检查不能肯定有无浸润癌时，可进行宫颈锥形切除术。确诊宫颈癌后，根据具体情况，还可进行淋巴造影、膀胱镜、直肠镜等检查。

前列腺癌的防与治

/杨锋 河南省南阳市第一人民医院副主任医师
/张亚强 中国中医科学院广安门医院泌尿外科主任医师

切了前列腺为何还生癌

前列腺增生是中老年人的常见病、多发病，但有的患者切除前列腺后，却又被查出患有前列腺癌，不禁心生疑问，前列腺已被切除，怎么还会得前列腺癌呢？

前列腺增生症和前列腺癌，虽共存一个腺体，但从解剖位置来看，两者是不同的实体，其病变也不相同。前列腺增生症，发生于包绕尿道的移行区；前列腺癌，发生于外周区的包膜下腺体。因此，手术治疗前列腺增生症，无论是开放手术还是经尿道手术，对外周区包膜的腺体并未切除，仍有患前列腺癌的可能。

那么，怎样才能防范前列腺癌呢？前列腺增生症患者，大部分腺瘤癌变前处于癌前非典型增生状态，有的会由癌前病变发展为癌。因此，对潜伏的前列腺癌隐患不要忽视。另外，前列腺增生症手术前要进行认真检查，排除前列腺癌的可能。手术后，仍要定期到医院泌尿外科做检查，如经直肠前列腺指检、经直肠超声检查、血清前列腺特异抗原（PSA）检查，对可疑者还要进行前列腺穿刺活检，以尽早治疗。尤其是术后出现排尿不畅等症状时，要尽快到医院检查，以免延误病情。

防前列腺癌先减肥

美国癌症协会经研究发现，肥胖男性减轻体重后，患前列腺癌的风险明显下降，这是医学界首次发现男性体重变化和前列腺癌之间的关系。

就诊的前列腺癌患者，看起来都有些“发福”。一方面是胖人喜欢吃红肉（如猪肉、牛羊肉），而著名泌尿科教授顾方六领衔的流行病学调查表明，常吃红肉不利于前列腺健康，还会增加前列腺增生的概率。另一方面，胖人体内过多的高脂肪在代谢过程中产生的物质会改变激素环境，从而对血液中睾酮含量有一定影响，前列腺癌正是对睾酮过分依赖造成的，可见，要想防前列腺癌，最好先从减轻体重开始。

前列腺癌在早期只出现尿频、尿不尽、尿急等，并没有什么明显症状，此项研究对前列腺癌的高发人群，如 60 岁以上的老年人、体重“超标”者、患性传播疾病、做过输精管结扎的人有特别提醒作用。

减肥最好从运动入手，但是年纪偏大的患者，不当运动反而会诱发其他疾病。因此，建议不方便运动减肥的老年患者，可每天泡热水澡 10 ~ 15 分钟，泡澡时最好踢踢腿，稍微活动一下，像水中漫步一样，因为热水能让体内的热量大量散发，充分燃烧多余的脂肪，可起到一定减肥效果。另外，在温度的刺激下，还可加速前列腺周围血管的血液循环，这样淤积在前列腺液中的有毒物质很快会被排出体外。当然，如果有条件，泡温泉也是不错的选择，温泉中的矿物质还能及时补充身体所需的微量元素。

如何判断身体超重

身体质量指数（BMI）大于 26，即为体重超标。其计算方法是体重（千克）除以身高（米）的平方，如身高 1.7 米、体重是 90 千克，其 BMI 约为 31.1，属于超重。

防前列腺癌多吃豆

临床中，医生经常鼓励患者多吃点易消化的豆制品，如豆腐、豆皮等。如果家里有条件，最好备有豆浆机，每天早晨喝一杯现榨的豆浆，长期坚持可降低前列腺癌发病率。

豆制品经肠道消化吸收后，会产生一种特殊成分牛尿酚，它可有效抑制雄激素双氢睾酮，从而预防前列腺癌。但是，黄豆的吃法要讲究，以便利用于植物蛋白的吸收。

前列腺癌对人体的侵犯往往不易察觉，除日常饮食注意多摄入黄豆类制品外，还应留心其症状。前列腺癌早期偶有尿频、排尿费力等表现，一般到晚期才表现出典型症状。临床上，将前列腺癌分4期，A期和B期的前列腺病变无症状，C期出现梗阻症状，D期既有远处转移症状，如骨痛、血尿、肾积水等，又有梗阻症状。

此外，已被确诊前列腺炎的老年男性，还应注意自己的生活起居，忌吃辛辣刺激食物，多喝水，避免会阴部受到挤压、损伤而加重前列腺疾病，骑车尤其要注意坐姿。性生活要有规律，不要过于频繁。50岁以上男性，每半年到男科或泌尿科就诊做一次血清PSA（前列腺特异抗原）化验，以尽早发现癌变迹象。

肺癌的防与治

/杨林 深圳市人民医院胸外科主任医师
/欧阳学农 南京军区福州总医院肿瘤科主任医师
/黄韬 武汉协和医院乳腺外科主任医师

烟民是肺癌发病高危人群

肺癌堪称恶性肿瘤界的“头号杀手”，但其常常在发展到晚期才表现出临床症状，更多患者在被确诊时已到了肺癌晚期。专家建议，40岁以上的烟民尤其要注意定期检查，及早发现问题及早治疗。

烟草里的苯类、焦油等化学成分，会对肺形成慢性刺激。肺癌的发病率跟吸烟有极大关系，国内男性吸烟者比女性多，也导致男性肺癌发病率更高。

除吸烟外，空气污染、职业病等因素，也是导致肺癌的因素。但不少烟民认为，不吸烟也会得肺癌，所以戒烟意义不大。吸烟并非导致肺癌的唯一原因，但却是患肺癌的高危因素。相关研究表明，在患肺癌的人群中，烟民的比例更高。

通过全球各类研究可以确认，减少吸烟能减少患肺癌的概率，有研究也表明戒烟能减少近20%的肺癌死亡率，但这并非意味着戒烟就不会患肺癌。

戒烟很长时间后，患肺癌的风险才会降下来，整个调控是非常复杂的。西方国家从20世纪70年代开始提倡戒烟，肺癌发病率到目前已下降了很多。

除了高发病率外，肺癌的死亡率也很高。肺癌的症状并不典型，早期与感冒、肺炎的症状非常相似，很多人并不会注意，也没想到去做筛查。癌细胞都是正常细胞的不正常演变分化而来，其过程非常漫长，从慢性炎症、早期肺癌到晚期肺癌，会演变将近十几年的时间。

就像吸烟对肺的影响一样，是一种慢性刺激。正常癌细胞到癌前病变可能需要10年的时间，但演变成早期癌症也许只要一两年，再往后就以月为单位病变了。1厘米的结节若没有注意，2厘米以上就成了肿瘤，往后的变化就是几何级别了。

门诊的肺癌患者往往都偏晚期。肺癌越早发现治疗效果越好，早期肺癌 5 年的生存率可达 70% ~ 80%。然而，这部分患者只占接诊量的 20%，80% 的人已没有机会动手术了。

此外，肺癌的病理形态分类有几十种，癌细胞还会往身体各处扩散，药物对肺癌很难形成持续有效的效应。而化疗药物可能有效，但有很大的毒性和副作用。一系列复杂的因素，都导致了肺癌的高死亡率。

早期病症不能掉以轻心

有的患者手术时发现肿瘤已有 8 厘米，没有治疗的机会了。长期抽烟的人群，尤其是 40 岁以上的烟民，一旦出现咳嗽总不好甚至咯血、胸痛的症状，就要及时去检查，发现问题及时处理，就能早发现早治疗。

据了解，肺癌的早期症状包括咳嗽、咯血、胸痛、发热、杵状指、关节炎、多发性周身性肌炎等。每个人的情况都不一样，可能是轻度干咳，也可能是严重咳嗽。但不可否认的是，这些看似微弱的病状，其实都是身体的"求救信号"，高危人群不能掉以轻心。

肺癌是个慢性病变的过程，肺上的结节若超过 2 厘米，则易演变成肿瘤。若检查后发现 1 厘米的小结节，在专科医生的引导下，做了手术就能长期生存。

近年来的研究表明，对于长期吸烟患者等高危人群，在长期随访的情况下做低剂量螺旋 CT，能够检查出更多的早期肺癌。

反复做的检查，一要价格经济，二要对人体伤害小。高危人群可定期去做低剂量螺旋 CT，能够及时识别肺上新的结节变化，而且对人体的伤害小，几百块钱就能做一次，第一次检查还能作为日后检查的基准线。

目前早期肺癌最重要的治疗是手术，且手术越来越微创化，损伤很小。如果偏晚期的肺癌，则要综合治疗，包括局部治疗和全身治疗。

不过，对于平常并不吸烟的人群而言，如何确定自己是否有患肺癌的风险呢？正常的健康人群无需做专项检查，很多企事业单位一年一度的体检，已涵盖了常见病的筛查。重要的是，体检时可以跟医生沟通、交流，更好地了解自己的状态和变化。体检项目未必能确诊，却可以有进一步的指引和指导，但很多人都不重视。

从国际预测的趋势看，未来一二十年，癌症患者会进一步增多。从个人自身而言，保持积极的心态，规律的生活，保持运动，也会减少患病的风险。

肺癌术后多练习吹气

手术后的肺癌患者，家人应为其准备好气球、吸管等小物件，以方便患者进行吹气锻炼，一般术后第2天就能开始练习吹气，可帮助胸腔内积液和气体排出，防止术后肺不张和坠积性肺炎。

肺癌患者术后呼吸功能下降，再加上刀口疼痛，患者往往不敢咳嗽或咳嗽无效，从而影响肺功能。因此，为避免肺癌患者术后出现呼吸困难、肺不张等病症，医生常鼓励其吹吹气球，或在玻璃瓶中装入半瓶水，让患者对着吸管吹气泡，方法是先深吸一口气，然后慢慢吹出，直到吹不动为止。

需要强调的是，吹气练习不在吹多快或是多次吹气，只要尽最大努力把气吹出来就可以了。一般每天吹 5 ～ 6 次，也不要过于勉强，患者可根据自己的身体状况量力而行。同时，家属也要多给患者拍拍背，促使痰液排出。

进行肺癌切除术的患者还可做扩胸运动，通过扩胸动作来增加通气功能。卧床时可取半坐卧位，减少呼吸道分泌物，保持呼吸道通畅。另外，外出时一定要戴口罩，尽量不要去公共场所。

博士医生给自己治肺癌

1993 年，笔者博士毕业才 2 个月，就意外收到肺癌诊断书，而且是恶性程度和死亡率最高的小细胞肺癌。这意味着可能只有 3 ～ 6 个月的存活时间，手术治疗反而会加速癌细胞的扩散。尽管如此，笔者没有放弃，查阅大量资料后决定当自己的“主治医生”，为自己做治疗方案。

笔者工作的研究方向就是肿瘤，当初有咳嗽等症状出现时，误以为是一般肺部感染，只随便吃了一点抗生素，但咳嗽总不见好，直到有血咳出才感觉到自己病得不轻。经诊断发现，肺部肿块如拳头大小，并且淋巴和附近的一根肋骨上有转移的癌细胞。

笔者给自己制订的方案是先做放疗，但2/3疗程后情况不太好，便又改做化疗，还做了2次介入化疗，后经检查肺部肿块基本消失。这时候，笔者又提出手术治疗，很多人都觉得太冒险，但笔者认为癌症最佳治疗方案就是综合疗法。于是手术切除右肺上部，拿掉了有转移癌细胞的肋骨，又对淋巴进行了清扫。1995年元旦进行完最后1次化疗，至今复查都没有发现癌细胞扩散迹象，笔者又重新回到了工作岗位。

在康复过程中，笔者给自己制订了严格的饮食计划：以植物性食物为主，每天食物中的蔬菜、水果、谷物、豆类占2/3以上，多吃具有抗癌作用的胡萝卜、柑橘、蘑菇等。限制肉类食品的摄入量，每天少于90克，植物油用量也控制在每天25毫升。炒菜少放盐，不吃腌肉、熏肉，滴酒不沾。另外，不吃常温下存放时间过长的食物；不吃烧烤、油炸的食物；烹饪时间也不宜过长，以免营养流失。

有些癌症患者习惯服用营养补充剂来增强身体抗病能力，但笔者却从不这样做，因为合理的膳食足够维持能量所需，过多服用营养剂反而易使身体代谢紊乱，即便是维生素和微量元素，过量食用也会带来毒副作用。

此外，笔者还喜欢和病房内的癌症患者打交道。因为，笔者明白即便身为医生，也有很多抗癌知识是课本中学不到的。与癌症患者交流的过程中，笔者学会了怎样减轻身体不适，治疗后如何保养身体。同时，笔者也把自己积极、快乐的心情传递给病友，大家相互关爱、帮助才利于身体的早日康复。